パソコン、スマホで筋肉が癒着する！

しつこいコリ・痛み・しびれの予防と対策

KIZU カイロプラクティック
グループ代表院長
木津直昭◎著

プロローグ

皆さんは、肩こり、首こり、頭痛、背中や腰の痛みや凝り、そして腕や足への痛みやしびれ等を一度は経験したことがあると思います。これらの症状は、様々な要因が複合的にからまり合って、辛い症状を出現させています。その要因の中で、近年、重要なファクターとなっているのが、この本のテーマである〝筋肉の癒着〟です。それは、二五年以上の臨床経験の中で多くの患者さんの身体が教えてくれたことです。

たとえば、腕が挙がらないという訴えに対しては、その原因となっている筋肉の癒着を取り除く必要があります。その癒着がなくなれば、症状は改善します。慢性的な腰の痛みで身体が前に曲がらない患者さんは、その腰周辺の筋肉に癒着が見られます。それを取り除けば、それまで苦しんでいた痛みがなくなり、前に曲がるようになるのです。

では、その筋肉の癒着をつくり出しているものは何でしょうか？　同じ格好で長時間その部位を動かさずにいたり、同じ動作を繰り返すことが筋肉の癒着を生むのです。

現在、多くの筋肉の癒着は、近年誰しもが一日の大半、使っているであろう〝パソコン〟〝スマホ〟〝アイパッド〟に代表される電子端末を使用する時に起きています（もちろん、スポーツ時の繰り返しの動きでも筋肉の癒着は起こります）。

あの「ウィンドウズ95」が発売された年を皮切りとして一七年、自分も含め多くの人が長時間、パソコンに向かって過ごすようになりました。現在は、携帯電話の進化、スマートフォンの普及、そしてアイパッドの登場など、電子端末はさらに暮らしの中に欠かせないものになっています。

今から一〇年前、スマートフォンもアイパッドも存在しなかった時代に、私が「マウス症候群」と名づけた障害が見られるようになりました。それは、長時間パソコンを使用している人に「ある症状」が多いことに気づいたのが始まりでした。

その「ある症状」とは、右肩が前方に傾き、右胸の筋肉が拘縮し、痛みが右肩甲骨と背骨の間に出現している状態でした。この状態を固定化しているのが、〝筋肉の癒着〟であり、それをつくり出していたのが長時間のマウス操作だったのです。

マウス操作は、手の微細な動きをするために、手以外の腕や肩、そして骨盤から背骨にかけては固定しています。それはどんな座り方をしているにせよ、固定していることには変わりがありません。マウスを使用するために手に起きる障害（腱鞘炎等）は、誰でも想像ができたと思います。しかし、その手から腕、そして肩へ至る障害、また、手のしびれや筋力低下といった神経症状、そしてマウスを使うことによる身体全体への影響、身体の歪み等は、まったく予想できなかったのではないでしょうか？

このマウス症候群を追跡調査していると、様々な症状の原因になっていることがわかりました。肩こり、首の凝り、頭痛以外でも、腕が挙がらない、手や腕がしびれる、顎が痛む等の、一般的に言われている「不定愁訴」（臨床検査をしても原因となる病気が見つからないが、不快感を伴って感じる自覚症状）の要因になっていたのです。

患者さんと接していて、病院でいくら調べてもわからない手のしびれが、マウスの使用による〝筋肉の癒着〟によるものであることを説明し、そして、実際に症状が改善されると「マウスが原因とは、まったく考えていませんでした」という感想を述べられる人も多く見かけます。

その後もこれらの症状で苦しむ患者さんが来院し続け、この症状を研究の対象として治療にあたる日々を過ごすことになりました。それらの患者さんは、〝筋肉の癒着〟を取り除き、関節の動きを正常に戻すことにより痛みから解放されたのです。

最近では、スマートフォンによる影響も軽視できません。車内やカフェは当たり前、歩きながらや自転車に乗りながらの、私が「ながらスマホ」と名づける人の姿を見かけることも日常茶飯事です。そして、アイパッドなどのタブレット型の登場でインターネットが屋外で気軽に、それも長時間高画質で閲覧することが可能になったのです。

こうなると人々は、会社、移動中（電車、車、自転車、歩行）、カフェやレストラン、自宅、そしてベッドの中までもPC・スマホ・アイパッドをその状況に合わせて、代わる代わる一日中使っているのです。確かにそれは便利かもしれませんが、実際に臨床で多くの患者さんを見ていて心配されるのは、便利さと裏合わせの、身体への影響です。このままでは数年後には、「さらに複合的な障害につながるのでは」と危惧しています。

その理由はここ数年、先述した〝筋肉の癒着〟が悪化傾向にあることです。関節は、筋肉の拮抗した働きによってバランスを保っています。たとえば、右肩が前に行き、右胸の筋肉が収縮して短くなれば、反対に背中側の肩甲骨を支える筋肉が伸ばされて使われているのです。それがひどくなると、筋肉の癒着が進行し、右肩は前で固定されて前方向に傾いたまま、後ろには（正しい位置に）戻れなくなります。

パソコンやスマホの使用頻度・時間が多く長くなり、使用する期間が長くなるにつれ、一部の筋肉の

〝癒着具合〟がひどくなっています。それもそのはず、数時間集中して同じ格好をしているのですから、拮抗する筋肉の弱体化も進み、元の状態に戻りにくくなってしまっているのです。

さらにその状態が慢性化して、筋肉だけの問題ではなくなり、神経圧迫障害である椎間板ヘルニアや坐骨神経痛にまで至り、足や腕の痛みやしびれが出現する一因にもなっています。

もう一つの問題は、長時間のパソコンやスマホの操作による、力学的支点の移動に伴って生理的彎曲が変化するために起きる「ストレートネック」や「骨盤の歪み」です。これらの患者さんは、首こり、肩こりや頭痛、そしてめまいや吐き気、腕や足のしびれ等を訴え、それらの障害により日常生活に支障をきたすまでになっています。

パソコンやスマホなどの使用時間が長くなると首や肩が疲れたり、凝ったりすることは誰しもが経験していると思います。しかし、これらの電子機器の使用がこれほど身体をむしばんでいるにもかかわらず、その怖さに気づいている人は少ないと思います。

アイパッドやスマホ等は、今後近い将来パソコンに代わるような予感がします。では、便利になればなるほど、身体は楽になるのでしょうか？　答えはＮＯだと思います。これらの機器によって、障害はますます悪化の一途をたどると予想しています。

なぜなら、じっとすわって電子端末に向かう時間の増加によって、身体に楽をさせ、身体を使わなくなるのが一番恐ろしいことだからです。

無重力で過ごした宇宙飛行士は下半身の筋肉や関節が衰えてしまうので、地球に帰還すると小さな子供のように歩行訓練を始めるといいます。すなわち、負荷のかからない筋肉や関節は退化してしまうのです。

これらの電子機器を用いる時には、身体の一部を狭い範囲で使い、その他の部位は使わないという偏った身体の使い方をしています。

本書では、第1章では、「危機に瀕している手・腕・肩」と題して、主にマウス症候群を中心に上半身の不調を取り上げています。第2章では、人間の基盤となる背骨・骨盤の変化について警鐘を鳴らしています。

第3章では、座ってPC作業をすることによる影響について、独自の調査による特徴的な座り方を中心に詳しく分析しました。椅子や机などデスクワーク環境へのアドバイスも記しています。

第4章では、姿勢について自覚して頂くためのチェック方法を中心に、リセット法やセルフケアについて詳しく説明しました。早めのセルフケアは、症状を悪化させずにすみます。できるだけ簡単にできるものを選択しています。

第5章では、これからの対策について、自らの二五年の臨床経験をもとに綴りました。実際に筋肉の癒着を治療する上で効果を上げているカイロプラクティック治療と「グラストンテクニック」についても、詳しく説明しました。

毎日使用しているパソコンやスマートフォンがどんなふうに身体をむしばんでいくのか、本書を通して理解し、毎日の習慣を見直して頂きたいと切に願っています。

パソコン、スマホで筋肉が癒着する！ しつこいコリ・痛み・しびれの予防と対策

目次

第4章　毎日の姿勢、癖をチェックしてみよう

第5章　これからの対策

第1章

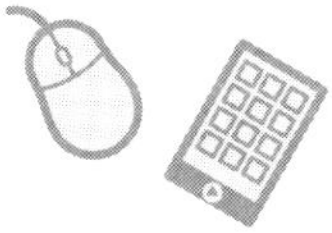

危機に瀕している手・腕・肩

身体には大変化が起きている

皆さんはＰＣに集中する日々を過ごしていて、手首が痛んだり腱鞘炎を起こすのはもちろんのこと、右の肩の凝りがなかなか引かなかったり、肩から腕にかけて痛みやしびれを感じたり、また、右腕が挙がらないといった不便を感じることはありませんか。

パソコンという便利な機器のおかげでラクに仕事をこなせるようになったのと引き換えに、人は動くことが極端に少なくなりました。

人体の構造は、元来動くようにつくられています。しかし、私たち人類は、原始人からすれば想像を絶する文明の発展を遂げていまです。

人類は、車や飛行機を発明し、さらには便利な品々を次々とつくり出しました。近年生まれたその最たるものが、パソコンやスマートフォンという代物です。多くの人が日々、一日の大半（人によっては眠る時間よりはるかに長時間接している）を、このパソコンやスマートフォンとともに過ごしているのです。

ある人はパンをかじりながら、また、ある人は眠い目をこすりながら顎が上がった状態でも、マウスひとつを動かして、仕事をなんなくこなしています。ある人は、行き帰りの電車の中で毎日二時間は、下を向いてスマートフォンの画面に釘付けです。

パソコンを使った仕事の仕上がりは、その悪い姿勢を決して連想させない、一見すばらしいものになります（時には駄作にもなりえますが。今、私もそのパソコンを使って原稿を書いています）。しかし、その便利さと引き換えに、人々の身体の中では大きな変化が進行しています。

その変化とは、パソコンを使っている姿勢を思い描いてみると、想像がつくと思います。顔が前に出た前傾姿勢で画面をにらみ、マウスを親指と小指ではさみながら、わずかな筋肉を微細に収縮させる動きのみなのです。スマートフォンは、下を向いて画面を凝視しながら人差し指を動かしているだけです。アイパッドも、片手で持ち、下を向きながら人差し指で操作しています。

あるサラリーマンの日常

ここで、あるサラリーマンの一日を追ってみます。次の記述に、多少なりとも身に覚えのある箇所はありませんか?

ぼんやりと目が覚める。時計を見ると目覚ましの鳴る前、六時半だ。昨夜も帰宅は深夜で、寝ついたのは一時過ぎ、睡眠時間は五時間ほど。これは、ここ数年のパターンだ。

身体を起こそうとすると**首から肩にかけてズーンと重い感覚、これは数年前からである。**日常化しているのであまり気にしていないが、朝からすっきりしないので憂鬱な気分である。

カーテンを開けるとまぶしい陽が入る。これはこの部屋で唯一気に入っているところであるが、目覚めの悪い朝は、この光が余計に憂鬱にさせる。

コーヒーを飲みながら新聞に目を通す。**自然に、左手が右の首から肩に行っている。**これもいつものこと。

ワイシャツに着替える時に右肩に違和感のような痛みがある。

「最近腕立てやってないしな～」とつぶやき、今夜から腕立て伏せを始めようと軽く心に誓う。**駅まで早歩きで五分。その頃には肩の凝りは気にならなくなっている。**不思議だが、これはいつものことだ。

そこから電車に乗って三〇分、立っていると腰が痛くなるので、今朝もすぐに降りそうな人の前に立つ。

スマホでメールをチェックして二分ほど経過した頃、**今日も右腰が痛んできた。知らず知らず、右足に体重をかける癖があるようだ。**

今度は左足に重心を移してみるが、なぜか落ち着かないのでまた、右足に戻してみる。そんなことを繰り返しているうちに、前に座っている人が降りた。ほっとしてそこに座る。

座るとすぐにスマホで気になるニュースを見る。そのうちに自然にうつらうつらして顔が下を向く。**ふっと目覚めると首や肩が凝って重く感じる、首をまわしたくなるが、うまく首がまわらないな～**と思っているとアナウンスが「東京」を伝えているのに気がつき、急いで降りる。ここから会社までは急ぎ足で五分もかからない。途中、コンビニに寄り、缶コーヒーを買う。

オフィスはビルの七階にある。**「運動不足だから階段を使おう」といつも考えているが、今朝もまたエレベーターを使ってしまう。**

上着を脱ぎ、自分のデスクの前に座ってＰＣを立ち上げる。

メールをチェックすると、いつものようにメールが一〇〇通ほど入っている。迷惑メールを削除していくと、必要なメールは一〇通ほどになってしまう。これもいつものこと。

すぐに回答できるものは返信するが、この返信を終えると最低一時間は経過している。

それから仕事にとりかかるが、**二時間もすると手の親指が気になり出して、軽く手首から先をぶらぶらさせる。同時にもう一方の手で目頭を押している。**

そんなことをしている間に、もう昼が近い。**「あー疲れた」と腕を挙げて背伸びをすると、右肩に軽い痛みを感じる。**

朝の痛みと同じだ。「本当に少し運動しないとな～」と思いながら右肩をぐるぐる回す。顔を上げると、首が痛むし、肩も凝っていることがわかる。明日マッサージに行こうかと思ったりする。

昼ごはんを食べながら、ここでもフェイスブックが気になってスマホをチェックしてしまう。

昼食後、デスクに戻り、先ほどの続きにとりかかる。なぜかパソコンという代物は、他の作業に比べて、より集中していないとはかどらない。

しかし、午後のとっかかりは集中できないのが常である。まあ、今日は外に出て食べられたので気分転換になってよかったが、時間がなくてファストフードを片手に仕事するということもたびたびである。

でも、昼飯後は眠くなってしょうがない。ついウトウトとしてくる。そんな時の姿勢はひどいものだ。**左肘をついて頬杖ついて背中は丸まって、顎が上がって口まで開いている。**

……「スースー」。お、一瞬寝てしまったようだ。

このサラリーマンの日常を検証し、気になる点を以下に挙げてみます。

□首から肩にかけてズーンと重い感覚、これは数年前からである

↓数年前から起床時にこれらの症状が出ているのは、頚部や肩に筋肉の癒着や関節の機能障害が進んでいると考えられる。

□自然に、左手が右の首から肩に行っている

↓新聞を読むように下を向いた姿勢だけでこのような癖が生じるのは、「ストレートネック」の可能性も？　右肩から首にかけての筋肉が癒着している可能性も高い。

□ワイシャツに着替える時に右肩に違和感のような痛みがある

↓ワイシャツを着替える時は肩関節にある程度の可動範囲が必要になるので、この状態は肩関節で筋肉が癒着していることを示す悪い兆候である。

□駅まで早歩きで五分。その頃には肩の凝りは気にならなくなっている

↓この兆候は、身体を動かせば改善しているので、今のうちに問題を解決できればいいのだが…。癒着はまだ軽度である。

□今日も右腰が痛んできた。知らず知らず、右足に体重をかける癖があるようだ

↓このように、右足に重心をかける癖があり、腰痛を感じているのは身体の軸が崩れている証拠である。筋肉の癒着が進めば、慢性的な腰痛になる。

□ふっと目覚めると首や肩が凝って重く感じる、首をまわしたくなるが、うまく首がまわらない

↓スマートフォンを使い過ぎたり、下を向いて寝ていると、首のカーブがなくなり、筋肉は固まり、後ろに反れなくなる。まさしく、ストレートネックになっている可能性大である。

□「運動不足だから階段を使おう」といつも考えているが、今朝もまたエレベーターを使ってしまう

↓このサラリーマンは通勤で往復一〇分しか歩いていない。このまま何年も過ごしたらどうなるのだろう？

□二時間もすると手の親指が気になり出して、軽く手首から先をぶらぶらさせる。同時に目頭を押している

↓この親指の違和感は、マウス症候群で典型的な症状である。親指の関節で癒着が始まっている。

□「あー疲れた」と腕を挙げて背伸びをすると、右肩に軽い痛みを感じる

↓これも朝の痛みと同じ。肩関節の機能障害が進んでいるようである。

□左肘をついて頬杖ついて背中は丸まって、顎が上がって口まで開いている

↓この体勢は身体の軸を崩すし、筋力の弱い女性では、肘から肩への問題を発生する可能性大である。

ここで取り上げた症状のほとんどが、筋肉の癒着が原因と言っても過言ではありません。

「筋肉の癒着」とは

ここで、何度も触れてきた「筋肉の癒着」について説明します。これは正確には、「筋・筋膜の癒着」と言えます。

筋膜は、筋肉・腱・靭帯・骨・関節・内臓などをそれぞれ覆っており、互いの連結を保ちながらも、相互の動きを可能にしています。

グレープフルーツの厚い皮を剥いた状態を思い起こして下さい。実を包む甘皮は、白い繊維により外皮と適度に連結されています。人体においては、甘皮が筋膜であり、外皮との間にある繊維が癒着のもとになる線維結合組織です。

各筋肉は筋膜によって独立して存在すると同時に、適度な動きが保たれています。柑橘類に稀に見かける、実と外皮が固くくっついたものが癒着のモデルと言えますが、人体の中で筋膜間の線維結合組織が必要以上に増えることで筋膜間の動きが失われたものが癒着です。病巣周囲の、動きを失った筋・筋膜は血行が低下し、退化して痛みや凝りの原因になります。

図 1-1　身体の横断面層

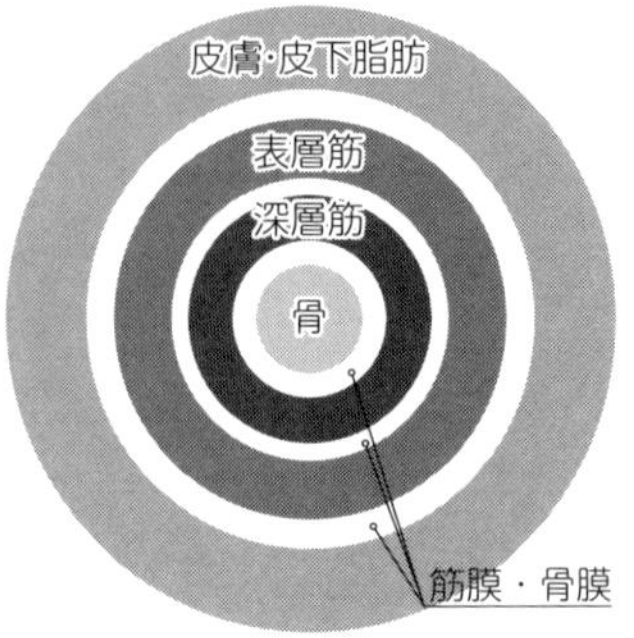

筋・筋膜の癒着は、私たちが夜寝ている間やパソコンに向かって長時間同じ体勢をとっている時に起こります。たとえば、朝起きて後ろに体を反って腕をうーんと上にのばしてストレッチする時や、パソコンに集中した後に背伸びをする時等は、背中から肩にかけての筋・筋膜癒着を取り除いて隣接する組織がスムーズにスライドするよう無意識に動いているのです。

どこかに怪我をした後、痛みを恐れて動かさずにいると、夜寝ている間にできた癒着がとれずに残ります。次の日もまた動かさずにいると、癒着はさらに進行します。パソコン操作時の同じ姿勢を一日一〇時間、一〇年続けたとしたらどうなるでしょうか？

また癒着は、同じ動きを繰り返すことでも起こります。たとえば、腕を伸ばして肩を前に傾けた姿勢で行っているマウス操作等も同じ筋肉しか使っていません。このような動きの連続でも筋・筋膜の癒着は起こるのです。

癒着は、次のメカニズムで起きます。肩を例にとると、動かさない肩に筋・筋膜癒着が重なる↓関節の可動域が狭まる↓関節に付着する筋肉が完全に伸縮しなくなり、固くなる↓組織間の摩擦が増える↓微細裂傷が起こる↓筋・筋膜癒着がさらに増える、という風に悪循環の一途をたどります。

年齢とともに少しずつ身体が固くなるのは、まさにこの筋膜癒着の積み重ねです。数日前の癒着であれば、簡単なストレッチで取り除くことができるかもしれませんが、何週間、何ヶ月、何年、何十年にわたって積み重ねられた筋・筋膜の癒着は適切な治療を受けない限り、自然にはとれないのです。これが何年、何十年の頑固な凝りや痛みの原因です。

パソコンやスマホを使う時、人はその人にとって楽な姿勢で行っています。ということは、その姿勢はある一定の形をとっており、それが筋・筋膜の癒着を進行させ、後述する様々な障害を生み出しているのです。

パソコンやスマホ、アイパッドなど電子端末を長時間使用することにより、身体のどこに筋・筋膜の癒着が起き、それがどのように身体に影響するのか、これから解説していきます。

マウスによって進行する未曾有の障害

上肢は、肩から腕そして手まで、体幹には、連動する働きから骨盤から股関節、下肢が含まれます。

まず、上肢の変化について見てみましょう。

この上肢の問題は、パソコン出現前の時代にはなかった新しい障害になっていると思います。マウスやキーボードを使用して以来十数年間、上肢は特殊な使い方をしているのです。現在、症状が出ていない人でも、きっと身体の中では障害が徐々に進行していると思います。

肩から腕そして手への変化では、肩が前方に傾くことによる鎖骨や肩甲骨の機能障害（例えば、四十肩や五十肩）、神経や血管の走路障害である「胸郭出口《きょうかくでぐち》症候群[※1]」「上部交差《じょうぶこうさ》症候群[※2]」などを発生させる原因になっていると考えられます。

また、マウスを握る手首や指にも偏った使い方による機能障害が出現します。特にマウスを固定する親指の変化と腕の捻りが気になります。これは手首や肘の痛みへと波及し、ひどくなると物を持てなくなったり、しびれが出現する場合もあります。

以上、よく起こる症状として、腱鞘炎、手首の痛み、親指付け根の痛み、ばね指、肘の痛み、肩の痛み、手・腕のしびれ、腕が挙がらない等が挙げられます。

ここでは、固定される身体とマウスを動かす手との関係について検証してみます。

マウスを動かすときには、身体から腕にかけてはどんな格好にしろ、固定して動かないようにしておく必要があります。

なぜなら、マウスの動きは微細であり、大きく動かすとぶれが大きくなるからです。

そのため、動かしている部分は過剰な疲労を蓄積し、逆に、動かさず固定している部分には様々な問題を引き起こす可能性が高いのです。

この動かしている部分と固定している部分を、これから説明しましょう。

※1　胸郭出口症候群：上肢や肩甲骨まわりの運動や感覚を支配する神経や鎖骨下動脈は、頸椎から胸を通り、腕に至ります。その経路で筋肉間や骨間を通る時に圧迫される場合があり、それを総称して「胸郭出口症候群」と言います。上肢のしびれや痛みなどの症状を感じることが多い障害です。

※2　上部交差症候群：姿勢を正しく保持していない場合、上半身の筋肉が偏った使い方になることがあります。弱化した筋肉と拘縮した筋肉が交差した形になり、その交差している様子からこの名称がつけられています(図1‐2)。この状態になった場合は、胸郭出口症候群等の原因になる可能性が高く、首や肩の凝り、上肢の痛みやしびれなどの症状が生じることがあります。

図1-2　上部交差症候群

姿勢保持の崩れから、上半身に特徴的な筋の使い方になることがあります。それは弱化した筋と拘縮した筋が交差して起こります。

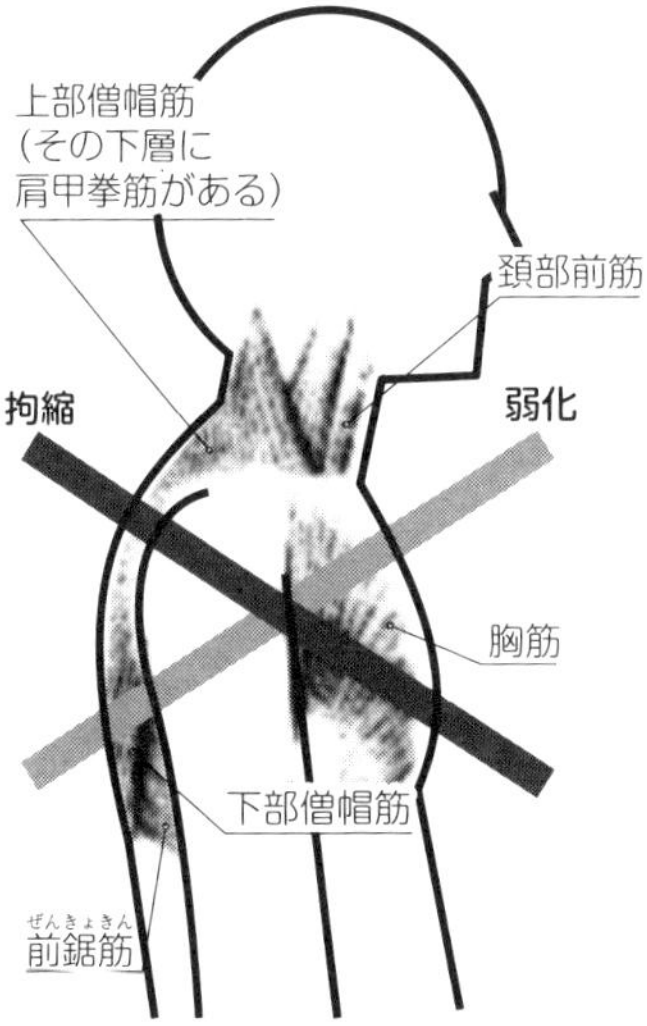

マウス操作で動かしている箇所

図1・3は、マウス使用時に主に使う筋肉の部位を示したものです。動きは矢印で示す四方が基本で、特に図に示した筋肉は緊張が高く、マウス症候群が生じる箇所です。

身体全体はどんな悪い姿勢でも固定さえしていればいいし、肩と肘は、固定しないとマウスが動きすぎてしまうので、動かないように力が入っています。そしてマウス操作は、マウスパッド上の「約一〇センチ四方」のみであることが関節の動きを窮屈にしています。

図 1-3 マウス操作時に特によく使われる筋肉

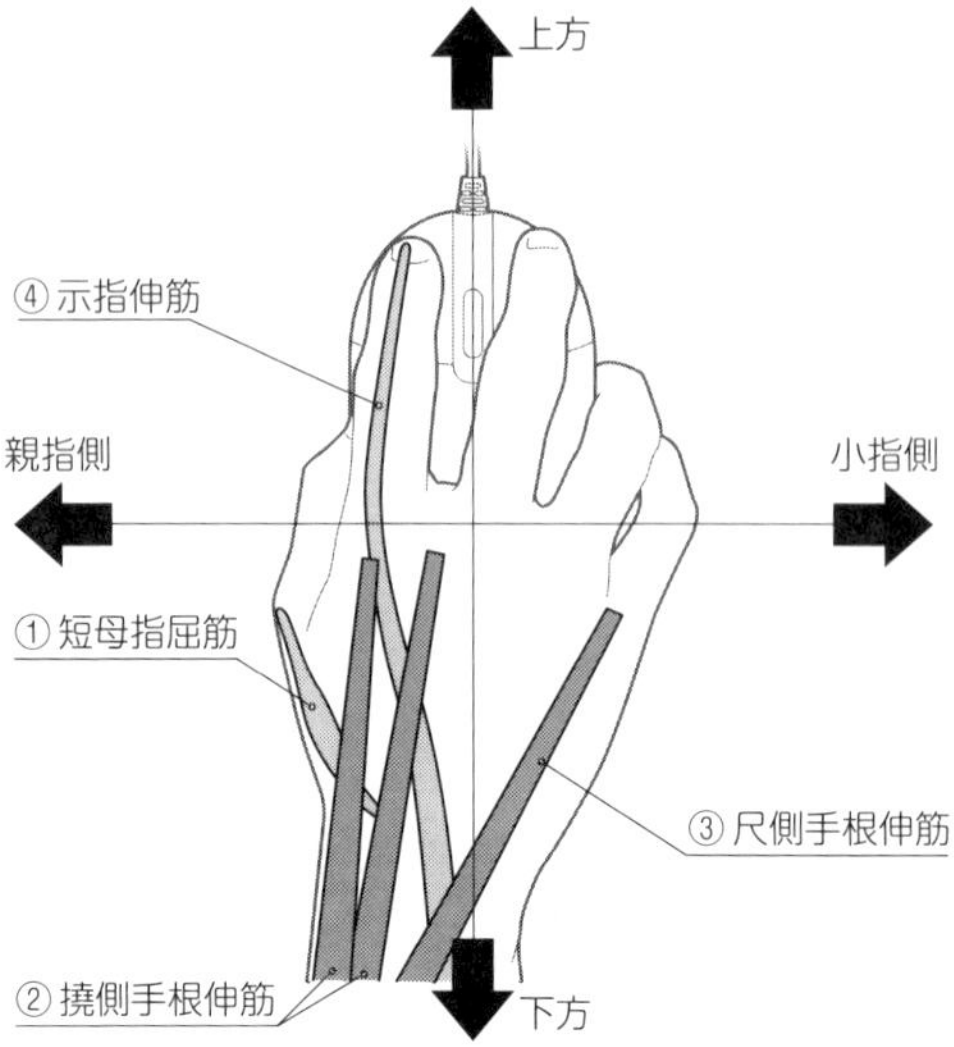

この中でも一番負担が大きいのが、人差し指で左クリックしながらカーソルを移動（ドラッグ）する時です。そのため、この方法はとらずにキーボードで操作することをお勧めします。実際、このクリックしながらカーソルを操作する時の筋肉の使い方を自分で試しながら詳しく調べているだけで手首が疲れてきました。一時間もやっていないと思いますが、手首やら親指が重く

だるくなってきました。

マウスを動かす際には、主に次の筋肉を使います。各筋肉については、図1-4をご参照下さい。マウス操作は微かな動きが多く、その際には虫様筋《ちゅうようきん》と骨間筋《こっかんきん》が連動して働きます。

★マウスを親指側に動かす：撓側手根伸筋《とうそくしゅこんしんきん》、虫様筋、骨間筋

★マウスを小指側に動かす：尺側《しゃくそく》手根伸筋、虫様筋、骨間筋

★マウスの中央のホイールをまわす（画面上を上から下に、あるいは上から下にスクロールする）：示《じ》指伸筋《ししんきん》、深指屈筋《しんしくっきん》、浅指屈筋《せんしくっきん》、骨間筋

★ドラッグする：尺側手根伸筋、示指伸筋、深指屈筋、虫様筋、骨間筋

★クリックする：示指伸筋、指伸筋《ししんきん》、深指屈筋、浅指屈筋、虫様筋、骨間筋

人差し指（示指）はクリックの際、とてもよく使います。

クリック操作は、深指屈筋、浅指屈筋、虫様筋、骨間筋などの連動した動きで成り立っています。また、人差し指はドラッグの際、クリック部を押さえてマウスを移動させるので、とても負担の大きな指です。しかし、この指には他の指にはない単独で存在する示指伸筋という強い筋肉があります。この筋の存在が、滑らかですばやい動きを可能にしているのでしょう。

実験してみて下さい！　マウスを握りながら人差し指だけを単独上に挙げる動作と他の指を単独で上に挙げる動作の違いを比べて下さい。薬指などは、単独で挙げるのも大変なぐらいだと思います。

なお、四肢の伸筋は関節を伸ばす時に使う筋肉、屈筋は関節を曲げる働きをする筋肉を示します。

親指と手首の関節は、手根骨と呼ばれる八個の小さな骨と二本の腕の骨で構成されています。

図 1-4 手や腕の筋肉

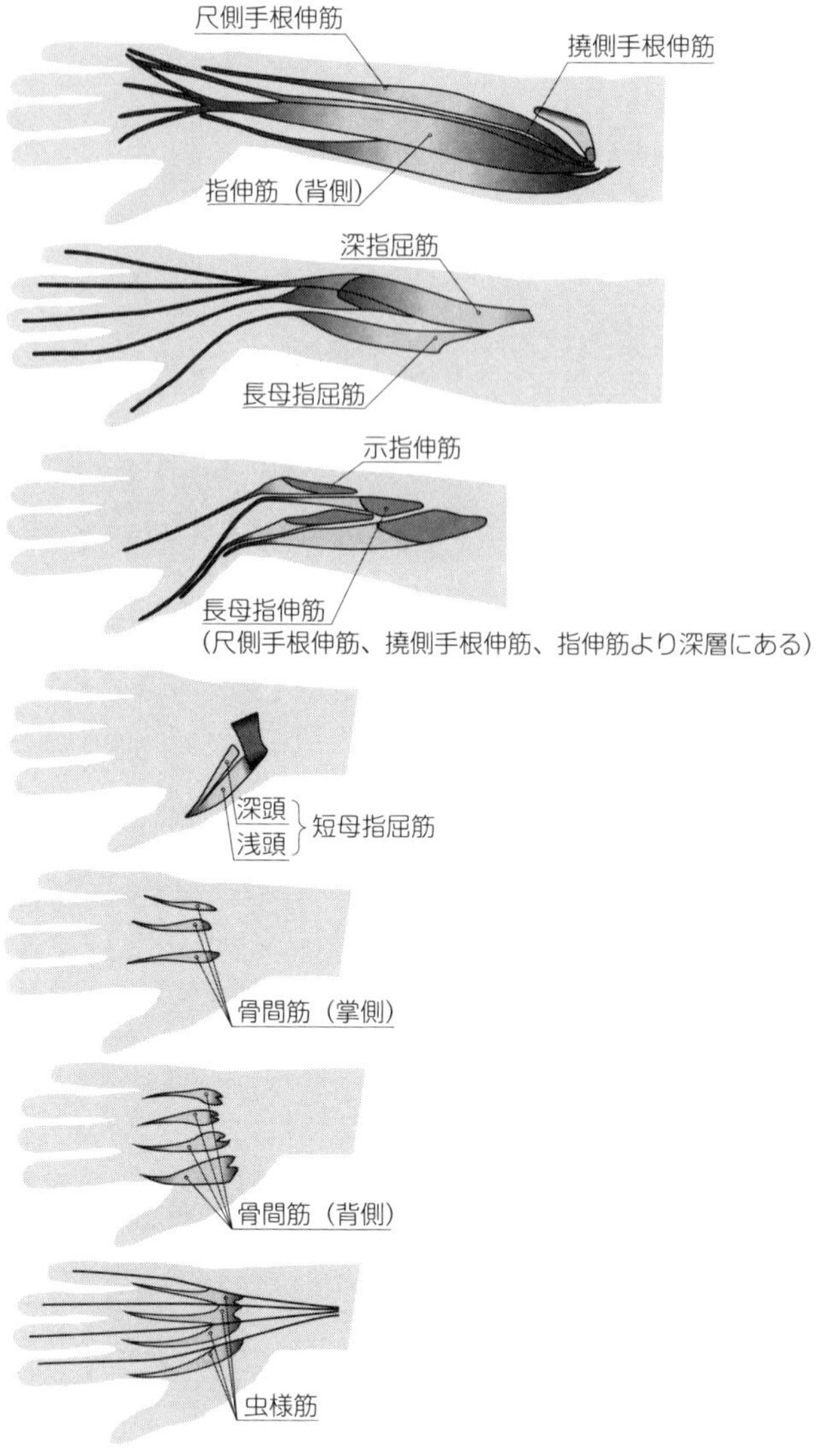

尺側手根伸筋
撓側手根伸筋
指伸筋（背側）
深指屈筋
長母指屈筋
示指伸筋
長母指伸筋
(尺側手根伸筋、撓側手根伸筋、指伸筋より深層にある)
深頭
浅頭
短母指屈筋
骨間筋（掌側）
骨間筋（背側）
虫様筋

この構造により捻ったり、曲げたりと自由に動かせるのです。しかしマウス操作の時は手首を小指側に軽く曲げて行います。この状態で親指を使ってマウスを握るので、図1-5の矢印で示すように不自然な動きが生じるのです。親指は曲げてマウスを握ります（図中矢印①）、腕から親指にかけての部分は遠ざかっていく動き（図中矢印②）です。この緊張が手根骨にある靭帯や手首の筋肉に過剰な緊張を与え、手根管症候群の原因にもなるのです（図1-6）。

図1-5 マウス使用時の手首の動き

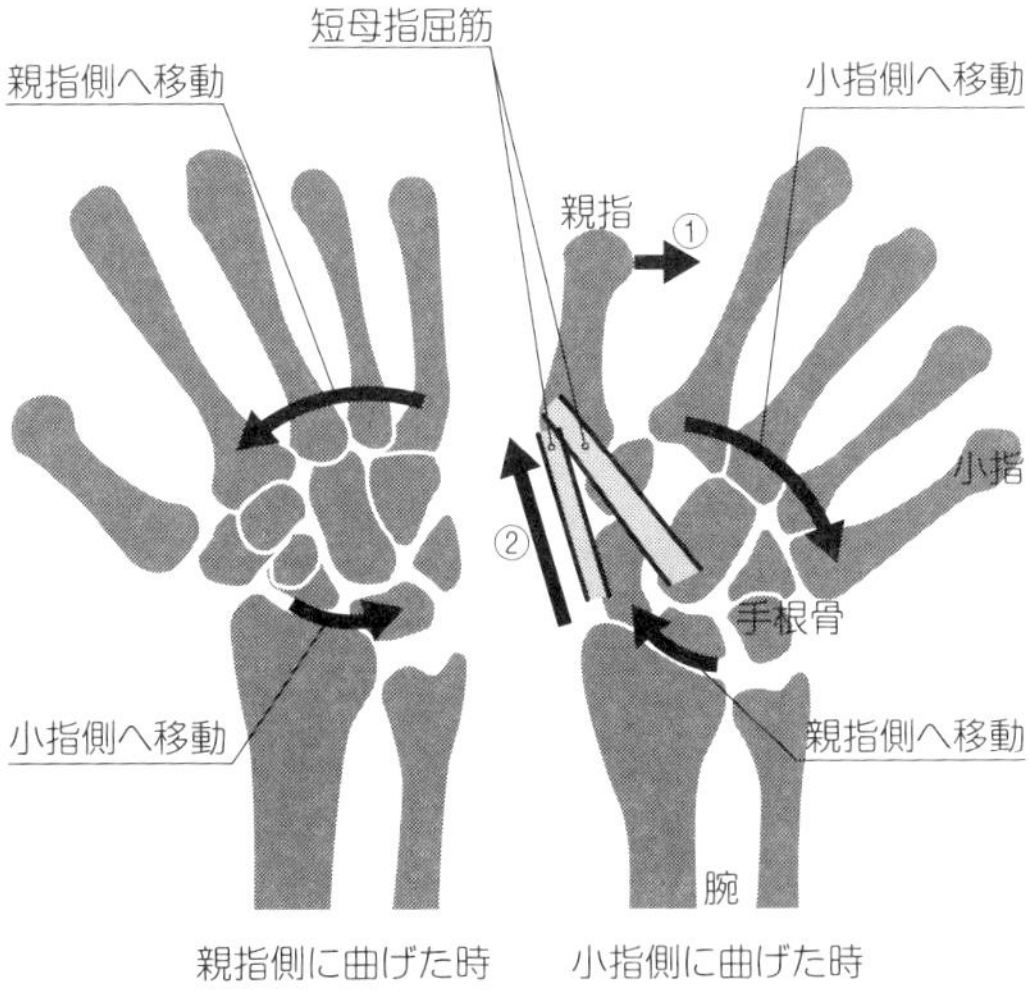

図1-6 手首の断面図

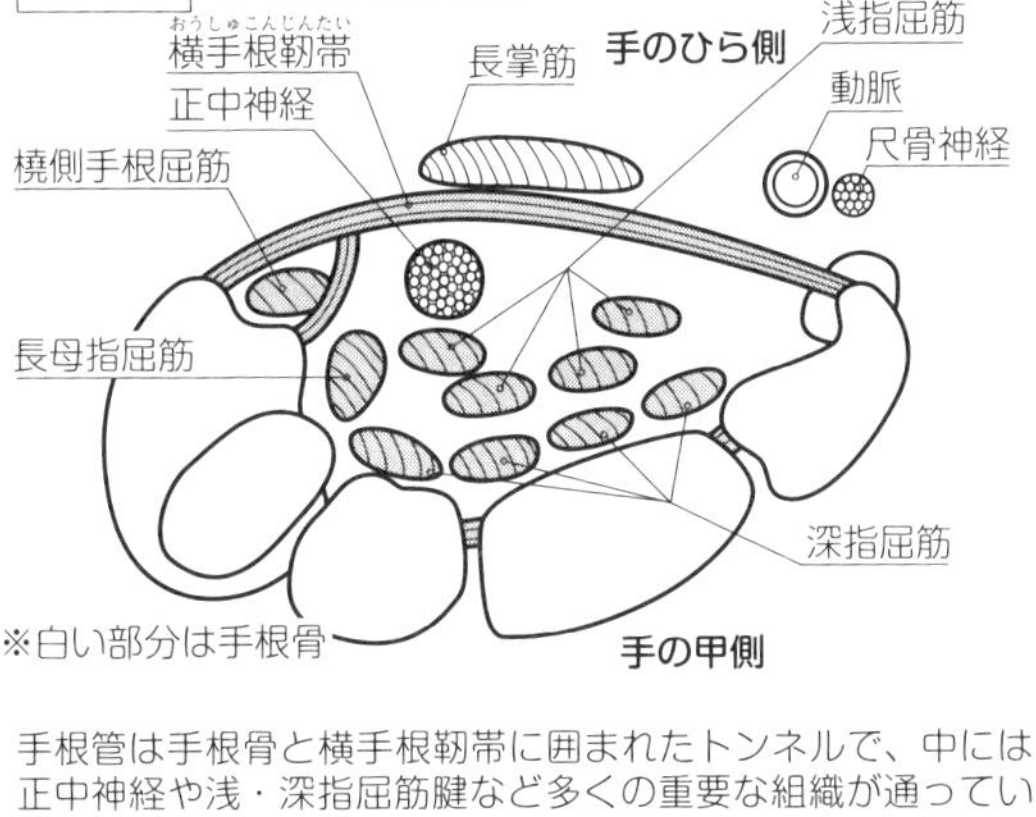

手根管は手根骨と横手根靭帯に囲まれたトンネルで、中には正中神経や浅・深指屈筋腱など多くの重要な組織が通っています。腱や周囲の組織が炎症を起こすと、神経が圧迫されて、痛みやしびれが現れる手根管症候群が発症します。
※正中神経は、主に親指・薬指・中指を支配しています。

マウス操作時、固定している箇所

マウスを操作する時、手から指にかけての部分以外はほとんど固定しています。

これから、マウスを持つ肘から手首への固定と肘から肩への固定について検証してみます。

A．マウスを持つ肘から手首への捻り固定

肘から腕・手にかけて内側に捻り（「回内」と呼ばれる動き）を加える際には、図1－7に示した円回内筋《えんかいないきん》、方形《ほうけい》回内筋《かいないきん》が大きな役割を果たします。

日常生活では、回内や逆の動作、回外への運動が多いのでこの筋肉が固まると著しい障害が発生します（たとえばドアノブをまわすという動作がしにくくなる、など）。

B．肘の角度

マウスを操作する時の肘の角度は、九〇～一七〇度くらいに分けられると思います（図1－8参照）。

この肘の角度は、肩関節における上腕骨と肩関節の位置に影響を与えます。

九〇度は上腕骨が肩関節上で前方へ移動します。この時には肩をすくめるような格好になりやすいのです。一度試

図 1-7　円回内筋と方形回内筋

a．円回内筋：肘の角度が 90 度以上 180 度未満の場合、この筋肉の負担が増す。

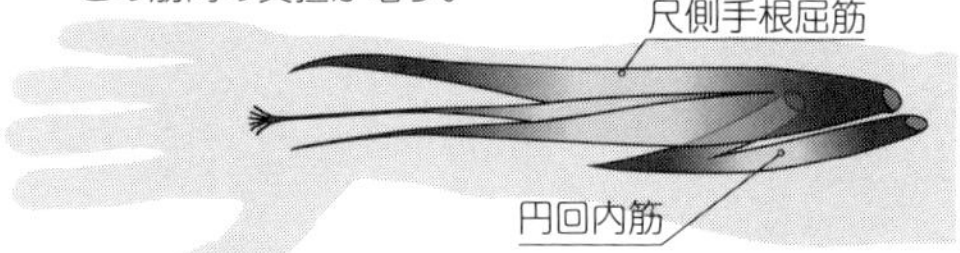

b．方形回内筋：肘が 90 度以上曲がると、この筋肉の負担が増す。

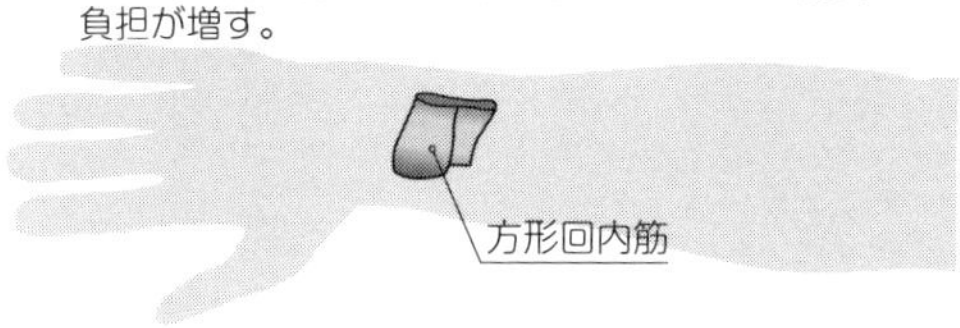

しにやってみるとわかると思います。肩が上に上がって、首から肩にかけて力が入っていることがわかるでしょう。

一七〇度ぐらいになると、その肩の力は抜けますが、代わりに肩が前に出るため、身体自体が右へ傾き始めます。これも試してみるとわかると思いますが、顔が反対に傾いたり、身体自体を捻ったりと色々な格好をしがちです（身体が左右に傾くことを「ボディースリップ」と呼んでいます。詳細は次の章で解説します）。

この中で一番負担が少ないと考えられるのが一二〇度近辺だと思います。肩の力も抜きやすく、身体も捻らなくていいし、ボディースリップしなくてもマウス操作できるからです。ただし、どの角度も肘

図 1-8　肘の角度

a．90 度

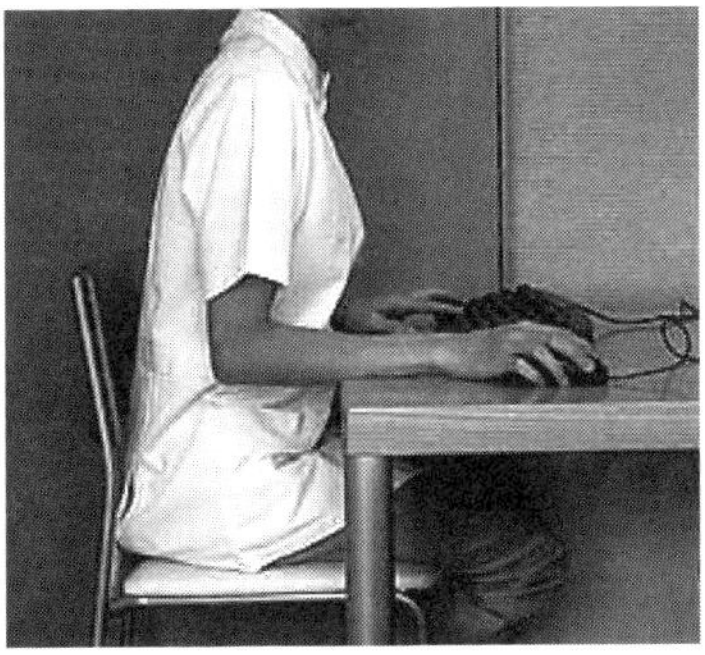

b．120 度

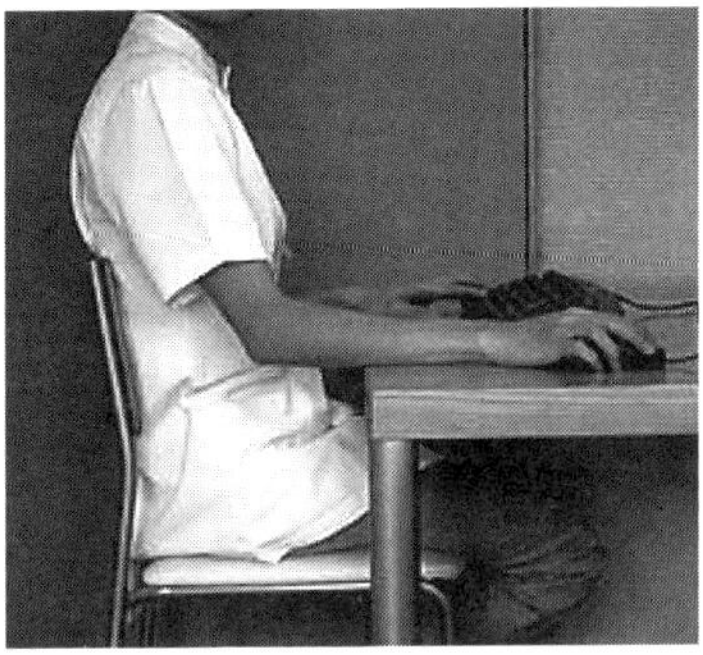

c．170 度

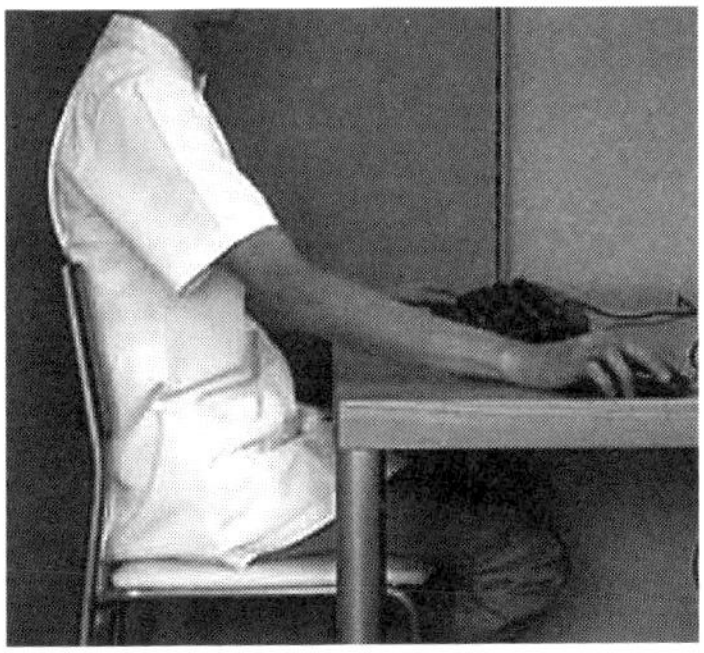

は捻っているので、手首の配置には注意すべきです。

また、この時に注意してほしいのが反対側の肘です。一般に、頬杖をついたり、左肘に体重をかけたりしている場合が多いのです。

この場合、重心が左側に寄るので、左肩甲骨まわりの筋肉や関節が固定され、左肩を前に出している状態（身体を左に捻った状態）で右手がマウスを操作することになります。この姿勢では、普通、右手は後ろに引きぎみであるのが自然で、前に出しているのは不自然なのです（右側の肩甲骨まわりの筋肉や関節に負担を与える）。

例えば、歩く時の腕の振り方を思い起こして下さい。左腕が前に行った時には右腕は後ろです。これが肩甲骨まわりの筋肉や関節が連動した動きです。しかし、この動きを無視して両肩とも前で固定しているのですから、長時間この姿勢をとることには無理があるのです。

キーボードについて

また、マウスを使わずキーボードばかり使用していても、自然に肩に力が入り、肩が前にずれたり、手首や指の障害も発生しやすいのです。

キーボードを使っていると、指の関節や腱鞘※に負担をかけます。

特に気になるのは、手から腕への伸筋群の過負担です。図1‐9のように指が反った状態で行っていると、指を曲げることが困難になり、痛みが発生しますし、筋肉の癒着が進み、腱鞘炎や関節障害の原因になります。

反り気味で使う癖のある方は、手首の下に手首パットを置くと反りが軽減できます。

キーボード操作の場合も、マウス使用時と同じように両肩をすぼめてしまうことがあるので注意が必要です！　肩の力を抜いて操作しましょう！

※腱鞘：筋肉が骨に付着している箇所は緻密な線維の束となっており、これを「腱」と呼びます。腱はところどころ腱鞘というトンネルに包まれており、腱がこの中を行き来して指が屈伸します。この腱鞘が炎症を起した状態が腱鞘炎です。

図1-9　指が反った状態

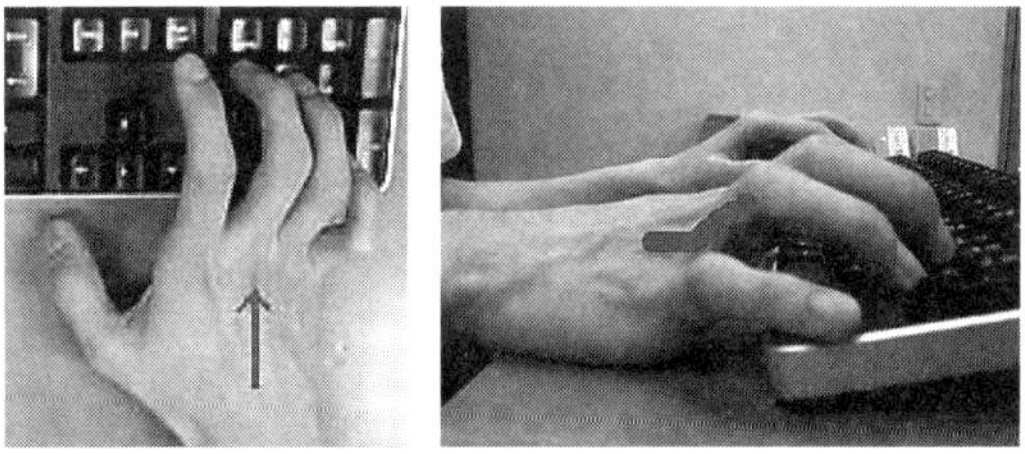

マウス症候群（上肢）の臨床報告

●キーボードの長時間使用による指の痛み（四五才、女性）

初回時、半年前からの両手の指の痛みで来院する。整形外科にてレントゲン検査で陰性。痛み止めと湿布をもらうが症状の変化なし。検査を行うと、両手の中指、薬指の屈曲時に第一関節（もっとも指先側の関節）に痛みが生じ、深く曲げられなくなる。PCエンジニアで一日一〇時間以上パソコン作業をすることも珍しくないとのこと。仕事を続けるうちに悪化し、特に人差し指の痛みが強くなり、朝は余計に曲がらなくなる。

〈治療〉

初回の検査では、軽く曲げようとしても第一関節に痛みがあり、曲げられない。整形外科的テストでは、手根管症候群のテストは陰性である。手首可動域検査（関節が動くことのできる一定の範囲を可動域と呼ぶ）は、背屈、掌屈（手のひら側に曲げる）のどちらも可動範囲が狭くなっており、特に伸筋群の緊張が強いことがわかる。

初回の施術時には、前腕部の緊張した筋肉（特に伸筋群）を緩和し、手首の可動域を上げるようにアプローチ。その後、伸筋群と指の腱に対して、グラストンテクニック（グラストンテクニックについては１３５頁参照）による筋・筋膜の癒着を取り除く治療を二〜三分行う。一回めの治療後に痛みがなくなり、指も曲がるようになる。ただし、左の薬指のみ可動制限は残る。その後、もう一回の施術で、痛みもなく通常の可動が可能になる。

この方は、キーボードを打つ時に、手首を少し反らせて打っていたために、伸筋群の癒着を招き、指が曲がらなくなったと思われます。これらの癒着にはグラストンテクニックは即効性があります。経過観察とともに自宅でのセルフケアとキーボードの使い方（１２２頁に掲載）を指導しました。

●パソコンによる手首の痛み（マウスによる腱鞘炎）（三〇才、男性）

両手首の痛みと握力の低下を訴え来院。二年前から、手をついて体重をかけると手首に痛みを感じるようになり徐々に悪化。整形外科を受診したところ両手首の腱鞘炎と診断される。湿布やアイシング、マッサージなどにより一時的に改善するが、しばらくすると悪化する。
ここ半年くらいは、仕事中にパソコンのキーボードを打ち続けると手首の痛みや握力の低下を感じる。症状が悪化するとコップを持つだけでも痛みを感じ、マウスを使い続けると、特に右手に顕著な症状が現れる。

〈治療〉

初回、握力を調べる検査では筋力低下は見当たらなかったが、強く握る動作で手首に痛みがあった。可動域検査では両手首ともに背屈に（手首を甲側に曲げる時）制限と痛みがあった。また、手首や指の屈筋群には顕著な緊張が見られた。

初回の施術では、前腕部の緊張した筋を緩和し、手首の可動域を上げるようにアプローチ。加えて手首を保護するためにテーピングをし、日常的にできるストレッチをアドバイスした。五回の施術で痛みは半減し、握力の低下やコップを持つ時の痛みは感じなくなった。

八回目の施術後には手をついて体重をかけた時の痛みも消失し、仕事中や日常生活上の痛みはなくなった。現在は、リハビリと手首の安定化を図るため治療を継続中。

この症状は、典型的なマウスによる腱鞘炎とパソコン（キーボードのタイピング）によるトラブルです。長時間にわたって狭い可動範囲で反復した指の動きを続けた結果、筋肉の癒着や慢性的な緊張が引き起こされてしまいました。これらは適度なストレッチなどが有効ですが（筋肉の癒着が強い場合は、ストレッチが逆効果になることがあるので、注意）、長期的に見ると「手首や指が自由に動ける環境」

を整え、局所的に過剰な負荷がかからないようにすることが重要です。つまり、手首の角度や肘の角度などが適切な位置にあり、それらを支える体幹の位置も適切であるよう見直す必要があります。

猫背になれば肩は前に行き、肘はよりねじれ、手首の角度もきつくなります。小さなことですが、長い労働時間においては大きな差となります。

パソコン（キーボードのタイピング）やマウスの使用によって慢性的な腱鞘炎、手首の痛み、腕のだるさを感じている方は、一度姿勢全体を見直してみることをお勧めします。

●顎の痛みと頭痛（二八歳、女性）

三週間前から右顎関節の痛みが続いていた。食事の際に右奥歯で物を噛むと顎の痛みを感じ、また、あくびや歯磨きで口を大きく開けるといやな感じがする。思い当たる原因はないが、一週間前からは左側に頭痛を感じるようになってきた。他の症状として両側の肩こりが四年前から続いているが、当初は頭痛を起こすことはなかった。

〈治療〉

初回の検査では開けられる口の大きさは指二本がギリギリ縦に入る程度で、それ以上は怖くて開けることができなかった。右側の顎の筋肉（口を開ける筋肉）は緊張しており、顎の関節の動きにも左右差があった。左側の側頭部の筋肉に緊張があり、押すと痛みがあった。後頚部から肩にかけても筋の緊張があり、いわゆる猫背の姿勢であった。また、背中を反らすことが困難であった。

顎の痛みは顎関節の機能障害によるものであったが、その原因をつくっていたのは顎を開ける筋肉の緊張であった。よく聞いてみると、彼女は仕事中に、手で頬杖をつきながら右手でマウス操作をしているとのこと。頬杖をつくと、押さえられたほうの頬に負担がかかり、不必要な筋収縮が起きてしまう。

また、頭痛は側頭部の筋緊張が原因となっていると思われた。この筋は口を開閉する働きがあり、右側をかばって左側で物を噛むようになったため生じたようである。

治療としては顎の筋肉を緩めてから顎関節を正常な位置にゆっくりと動かした。初回の治療で指三本まで口を開けられるようになり、歯をくいしばっても痛みは出なかった。頬杖をつかないよう指導するとともに、頬杖をついてしまう原因である猫背に対するアプローチを行い、首と背中を反らせるよう胸椎に動きを加えた。

初回の施術後に頭痛は緩和し、五回目の来院で顎の痛みは消失。肩こりもほとんど感じなくなっていた。

スマートフォン（アイフォーンなど）、アイパッド

最近は、自転車で通勤しているので地下鉄を利用することが少ないのですが、一昨日夜十一時すぎに地下鉄に乗る機会があり、その時にふっと前に座っている人たちに目をやると、なんと前の長椅子に座っている人すべてが、スマートフォンを使って真下を見ていました。びっくりして隣に目をやれば、両隣もスマートフォンに夢中。電車の中、酔っ払っておしゃべりをしているグループを除いて、まさしくス

マホに釘付けでした！

　そして、驚くべきことに私が降りるまでの一五分間、六人が六人とも一度も顔を上げなかったのです（途中の駅で一人が焦って顔上げたと思ったら、降りるべき駅に気がついて顔を上げたのでした）。電車内がこんなことになっているとは…。驚きです。

　スマートフォンを長時間使用して下を見ていると、頚椎に負担をかけ首・肩の痛み、頭痛等の原因になり、また、近年、急増中の「ストレートネック」を悪化させます。日中、パソコンにより負担をかけている身体に駄目押しをしているようなものです。

　スマートフォンをはじめとした最新モバイルはタッチパネル式のものと同様で、使用する指は中指（次に人差し指）が多いと思われます。

　両手を使い、しかも軽いタッチで行うため、肩に力が入ります。またデスクトップ式パソコンやノートパソコンの目の位置に比べれば、明らかに下を向くことが多くなります。そして、のぞき込むようにしているので、頚椎がストレートネックになりやすいので注意が必要です。ストレートネックの初期の症状としては、首が左右に向きにくくなったり、後ろに反りにくくなるなど、可動範囲が狭くなります。

　また、首痛・肩こり・頭痛だけではなく、寝違えの原因にもなります。最近は、電車内でスマートフォンを使ってインターネットを閲覧したり、ツイッターを利用する等、長時間この体勢をとっている人が急激に増加しています。

　また、アイパッド等のタブレットＰＣは、将来的にはノートパソコンにとって代わるという予感がします。

これらのタブレットＰＣは、使用する手と同時に持つほうの手にも影響を及ぼしそうです。約六〇〇グラムと軽いのですが、携帯電話とは明らかに重さが違います。親指で表側を、他の指で後ろ側から支えるので、この親指の使い方によっては、マウスを持つよりも親指や肩への負担は増します。

米国では「アイパッドショルダー」として警告

最近、ＮＥＷアイパッドを購入しました。画像が本当にきれいですし、解剖のアプリなどは今後重宝しそうです。ただ、使ってみると、老眼も一因なのですがとにかく疲れます。どこが疲れるかと問われれば、「目と肩」。そんな話を患者さんとしていると、その患者さんが「雑誌に『アイパッドショルダーにご用心』という記事が載ってましたよ」と教えてくれました。早速その記事を拝見させて頂くと、左記の内容の記事が掲載されていました。

「アイパッドショルダー」にご用心！　タブレットＰＣの使用は、姿勢を悪くするおそれがあると研究者らは考えている。彼らの話によるとアイパッドを膝の上に置いて使うと下を向く時間が増え、関節に負担がかかる。その結果、肩が痛くなったり、首を痛めてしまったりするおそれがある。そこで、この問題について考えたハーバード公衆衛生大学院の研究者らは、アイパッドを使うときは、机の上に置いて、できれば高めの場所で何かに立てかけるように勧めている。

＊被験者15人にアイパッドなどのタブレットＰＣを使ってもらい、姿勢の違いによる首や肩への負

担を分析した結果、膝の上に置いて使うのが一番負担が大きかった。対して、机に置いて画面を自分のほうに傾けるのが、もっとも負担が少ない姿勢だった。研究者らは、この発見がより使いやすいタブレットＰＣの開発に役立ってほしいと考えている。

（「CNN ENGLISH EXPRESS」２０１２年5月号より引用）

アイパッドは軽いといってもやはり長時間持つと、肩上部の筋肉、僧帽筋が緊張し、「肩が上がり、力が入る」状態になってしまうのです。その上、一時間も下を向いていたら「肩は凝り、目は疲れる」…自ずと結果は見えています。

しかし、使い方によっては、肩への負担は軽減できます。今後、急増するであろうアイパッドユーザーに静の姿勢と動の姿勢の大切さを伝えたいと思います。

また、眠りが浅いと訴える患者さんに「寝しなに光物（ひかりもの）はやめましょう！」と忠告しています。その根拠がはっきりとしているわけではないのですが、寝る前にパソコンやスマホなどの画面を見ると、その日の眠りの質が落ちる気がするのです。ハーバードの研究者たちにこれも調べてもらいたいところです。

タッチパッド、ミニノート型

最近では、ノートブック型パソコンでタッチパッドやトラックボール、タッチパネルを使っている方も見かけます。

B5やA4版より小型で、持ち運びに便利なミニノートパソコンの需要も増えています（実は私も、この原稿を書くのに使っているのがマックのノートブックです）。

ミニノート型の端末は、キーボードも小さく、図1-10aのように手と手の間隔が狭いので肩をすぼめて行っているため、肩に力が入り、図1-10bのような状態になってしまうことが多いのです。

また、タッチパッド使用時に主に使う指は、図1-10cのように中指（次に人差し指）が多いと思わ

図1-10 ノートブックを使用している時の様子

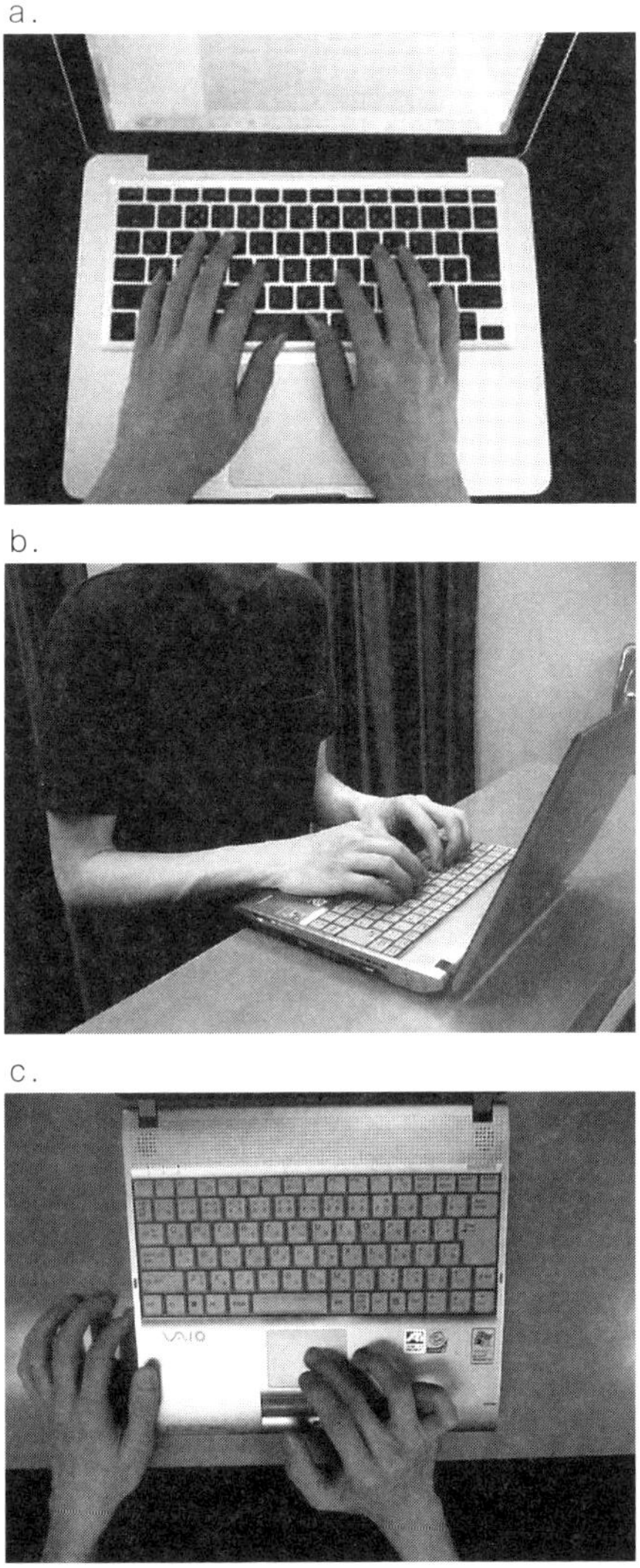

れます。軽いタッチで行うため、肩に力が入ります。また指の角度は一定なので、使っている筋は、常に屈曲側に収縮している状態です。

指の腱鞘に影響を与えるので、時々指を替えたり、指のマッサージをするとよいと思います。

携帯電話

携帯メールを頻繁にやり取りする若年層ではすでに症状が出てきている方も少なくありません。若年層は、親指を使って目にも止まらぬ速さで打ち込みます。中年層が、同じように使っていることも珍しくありません。

この時の指は、四センチ四方の文字盤上を動くのですが、親指は、第一関節から屈曲し固定された動き（図1－11参照）です。

また他の指は、本体を支えているので、小指側に力が入っている状態です。この動きはマウスに似た動きになります。

結局のところ、手指はマウスや携帯で一日同じような使い方をしていることになるのです。

携帯メールによる障害をチェックしてみて下さい。図1－12のように親指と人差し指で円をつくって左右の円を比べてみて下さい。

マウスを使うほうの手でうまく円を形づくれなかったり、親指の付け根に違和感や痛みがある場合は注意が必要です。

ここで取り上げた様々なモバイルによる障害も、スマホ症候群を筆頭にしてマウス症候群と同様に近年増加傾向にあります。

患者さんの中にも、携帯やスマートフォンを使って指や手首の症状が出ている人を見かけます。

特に携帯が登場して以来、十数年にわたってメールを打つ動作を続けてきた人も多くいますから、障害が出てくるのも不思議ではありません。

また、今後はスマートフォンの台頭により、指や手首よりももっと身体の中心に障害が出てくるかもしれません。スマートフォンを持って下を向いていると肩に力が入り、頸部に負担をかけます。肩が凝るからと、横になって寝た姿勢で使用する方もいますが、結果は同じです。寝ながら使用すると、肩に力が入ることがよくわかると思います。皆さんも一度試してみて下さい。

タブレットPCの普及によって、電子図書の本格的な流通やデジタル教科書の登場が見られ、将来的には需要が爆発的

図1-11 携帯メールを打つ時の手指

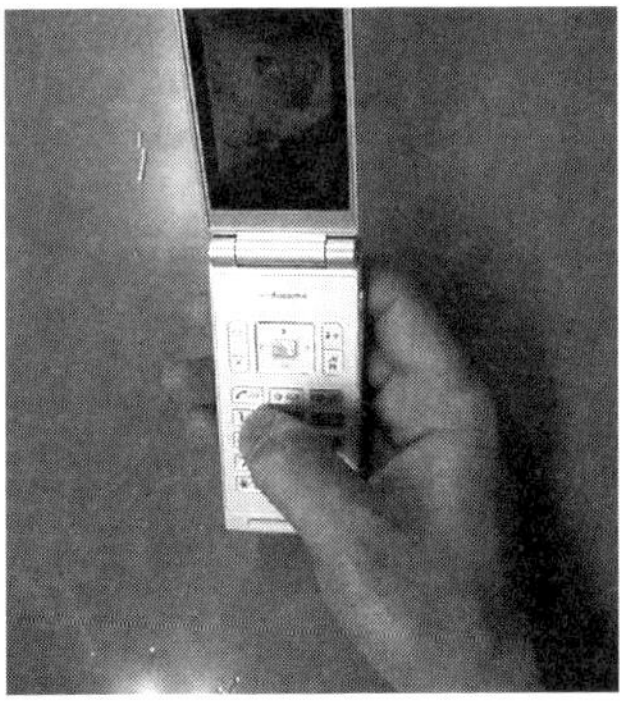

図1-12 携帯メールによる障害をチェック

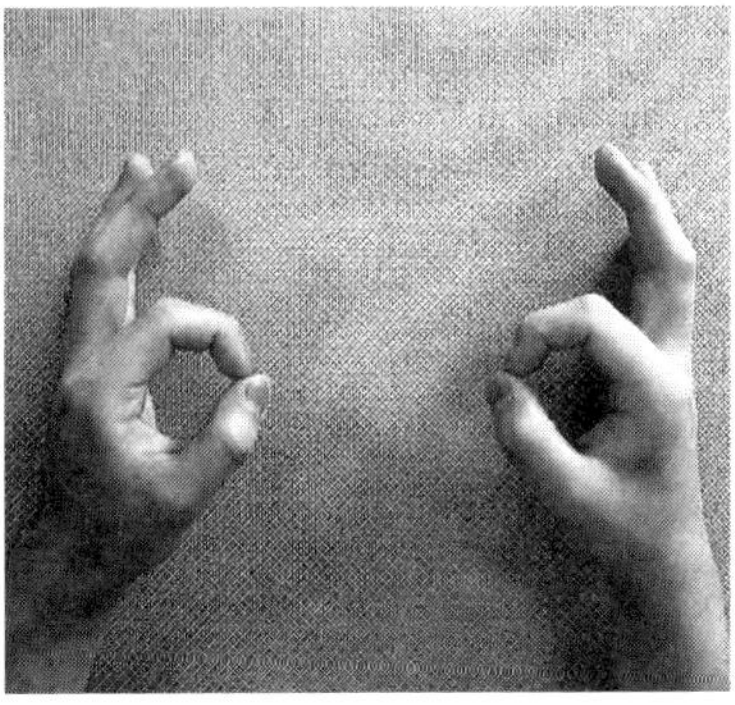

に伸びることも予想されます。その結果、根の深い、首や肩の障害が増えてくる予感がします。

携帯、最新モバイルの臨床報告

●右手親指の痛み（反復性運動過多損傷ＲＳＩ）（三六歳、女性）

三日前の夕方に右手親指の付け根にズーンとした重い痛みを感じた。仕事でパソコンを使う時、携帯電話のメールを打つ時に痛みが少し辛くなる。半年前にも同じような痛みを経験したので整形外科でレントゲン撮影を行ったが、異常なし。

〈治療〉

初回、検査では親指を握り込む際の力の入り難さが見られた。手のひら側の親指付け根の筋肉に過緊張（過度の緊張）が目立っていた。携帯電話のメールを打つ際やマウスを使用する時に親指を支点にして長時間同じ運動を繰り返すため、親指の関節が手掌（手のひら）側にずれ、それを支えるために親指の付け根の筋肉が固まり、重い痛みを出していたと思われる。

治療は、親指の関節の手背（手の甲）側への可動範囲をつけることと、それを支えている付け根の筋肉の緊張をとることに重点を置いて行った。可動性が増加し筋肉の緊張が緩和するに従い、痛みは減少し、握り込む際に力が入りやすくなった。関節をサポートするためのテーピングを行い、家庭でのストレッチもアドバイスした。

この障害は親指の使いすぎによって関節の動きが制限され、それにより周囲の筋肉が癒着したと思われる。

●首がどの方向にもまわらない（急性頚椎捻挫）（三〇歳、女性）

前日、朝起きたら首の動きが悪く、夕方にかけて徐々に悪化し、どの方向へでも少しでも動かすと痛みが走る。また、じっとしていても頚部がジンジン痛む。呼吸をすると痛むため、浅い呼吸しかできない。以前にも同じ症状があり、その時は整形外科でレントゲン検査結果でストレートネックとの診断であった。

〈治療〉

初回、頚部可動域が消失し、どの方向に動かそうとしても左頚部から左肩甲骨と背骨の間に痛みが走る。特に前屈での痛みが強い。歩行検査でも、振動による頚部痛があるためゆっくりと歩く。

ストレートネックの改善に重点を置き、施術を進める。左上部頚椎と頚部筋肉に圧痛があるので冷却し、頚椎・胸椎の後ろに反りやすくなるようモビリゼーション（関節の可動性を出すテクニック。128ページ参照）を行い、肩甲骨帯との連動する動きを改善させる。その後C1（第一頚椎）の左横への動揺性（正常な動きがなく、左横に動きやすい）を取り除く。

また、前傾を防止するため鎖骨から下部胸椎にかけてテーピングをする。三回連続で施術を行うことによりすべての方向への可動性は改善し、また、呼吸や歩行時の痛みもなくなる。

この方はパソコンを使う仕事ではないのですが、電車通勤時に毎日一時間以上はスマートフォンでメールやインターネットを見ているとのことでした。スマートフォンを座位姿勢で使用する時に下方を向くため、頚椎の後彎《こうわん》（後ろ方向へのカーブ）を強くしストレートネックを悪化させたと予想されます。

座位でスマートフォン類を使用すると、図1-13のようにパソコン利用時より頚部を下に傾け、画面をのぞき込むようにします。この体勢が長く続くと、肩の筋肉の緊張が高まり、肩が上に上がり、ストレートネック状態をつくります。

図1-13 スマートフォンを使っている時の姿勢

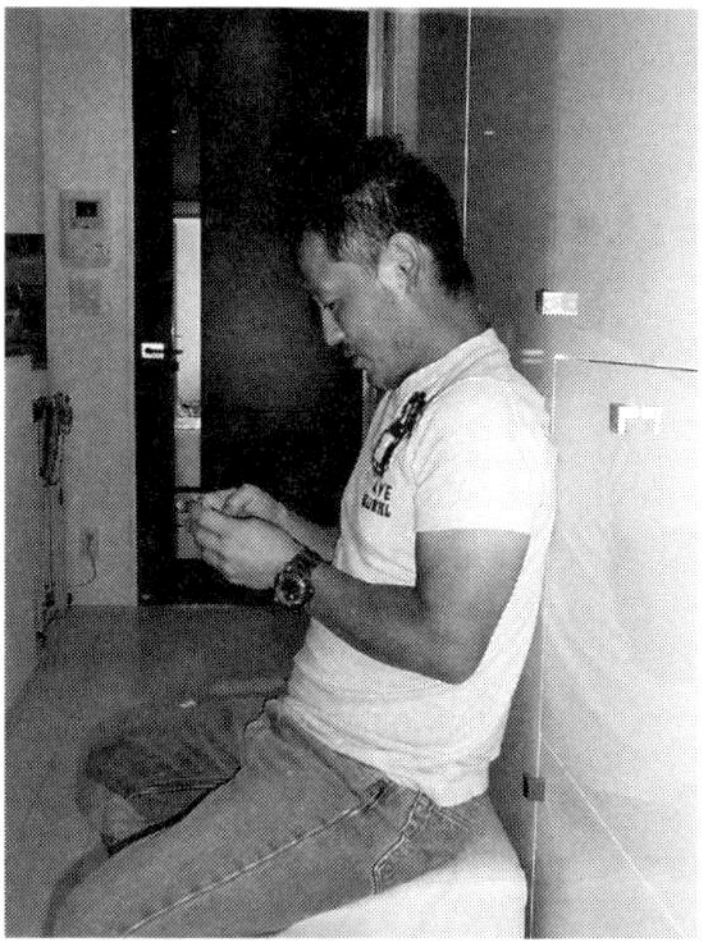

特にPC作業の時間が長く、筋肉の弱い女性は、下を向いて長時間、スマートフォンを見ていると、知らず知らずのうちにストレートネックを悪化させるので注意が必要です。スマートフォンの持ち方については120ページをごらん下さい。

COLUMN

コラム①

デスクワーク用につくられていないヒトの身体

背骨と神経の絶妙な構造

電子端末によって起きる身体の異常を説明する上で、とても重要な「背骨の機能」について触れておきます。

頭の骨（頭骸骨）は脳を、背骨は脊髄を保護しています。脳と脊髄は、神経の伝達を行っているとても重要な器官で、この一続きはおたまじゃくしのような形をしており、その上をかぶとが覆っているようなイメージで骨が保護しています。

その脊髄から枝分かれした神経が各組織（末梢）に行き渡っています。例えば、親指と人差し指の先を合わせてみて下さい。指先に感じるこの皮膚感覚もすべて、この首の脊髄から枝分かれして、腕をずーっと通り指先にまでつながっている神経を通じて感じているのです（図

図① -1　a. 脊髄から指先までつながっている神経

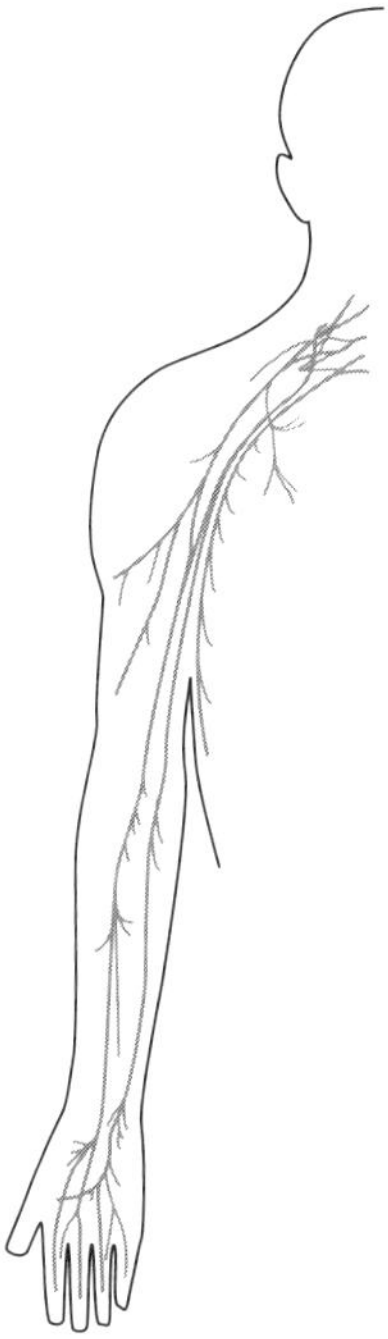

①-1a、b)。

脊髄から分かれた神経は、背骨の椎骨《ついこつ》と椎骨の間にある孔《あな》から出てきます。神経は骨で覆われて守られていますが、指先まで神経を通すためには、骨のどこかに通り道がないといけません。それがこの椎《つい》間孔《かんこう》というトンネルなのです（図①-2）。

実はここに、マウス症候群が身体に変化（症状）をもたらしている大きな原因の一つがあると思います。そして、これこそが、神様が人間の身体をつくる時に一番試行錯誤されたのではないかと思うほど、大事なことのような気がします。

なぜかと言うと、この背骨の機能は「保護と活動」を同時に可能にしているからなのです。

もし椎骨と椎骨の連なりが動かなくていいのであれば、この神経にはそれほど問題は起きないかもしれません。しかし、もしそうであれば、身体は曲げることも伸ばすこともできなくなってしまいます。

この、神経を保護しながら身体を動かせるように

図①-1 b. 頸椎部分に集まっている神経（腕神経叢《わんしんけいそう》）

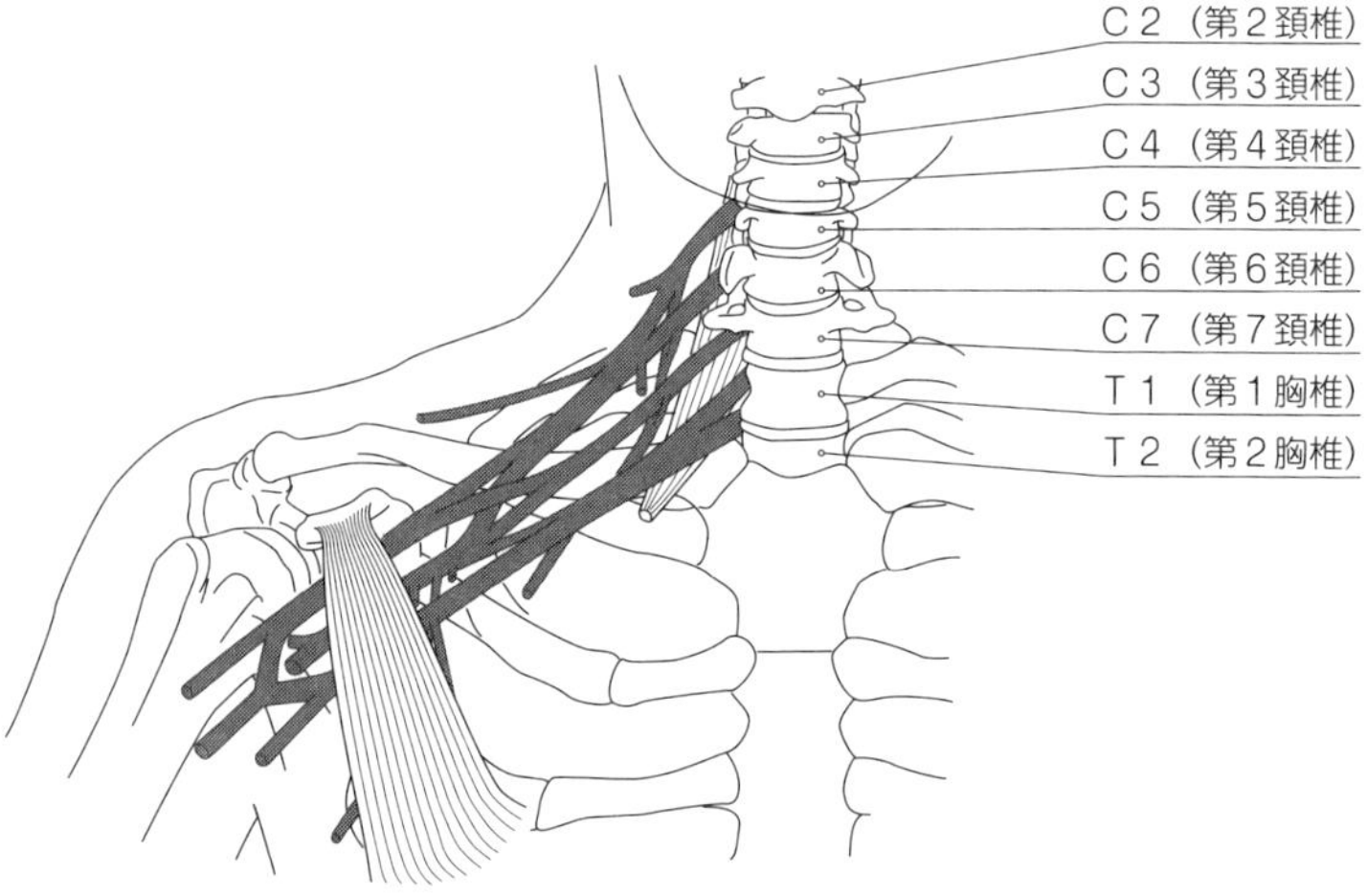

COLUMN

つくられたところがすばらしいところであり、盲点でもあります。神経を保護しながらかなりの範囲の動きを可能にしているというところは、すごいと思いませんか。

少しでもこの動きを邪魔するズレなどがあった場合、どうなるか自ずと推測ができると思います。そのズレは身体の軸の変化によって生じ、身体に影響を及ぼすのです。

この軸の変化については、次の章で説明します。

図① -2　神経が椎骨孔を通る様子

脊髄から枝分かれした神経は椎間孔を通って各組織へ連絡します。頸椎の場合は手、腕、首、肩などの知覚神経と運動神経を支配しています。

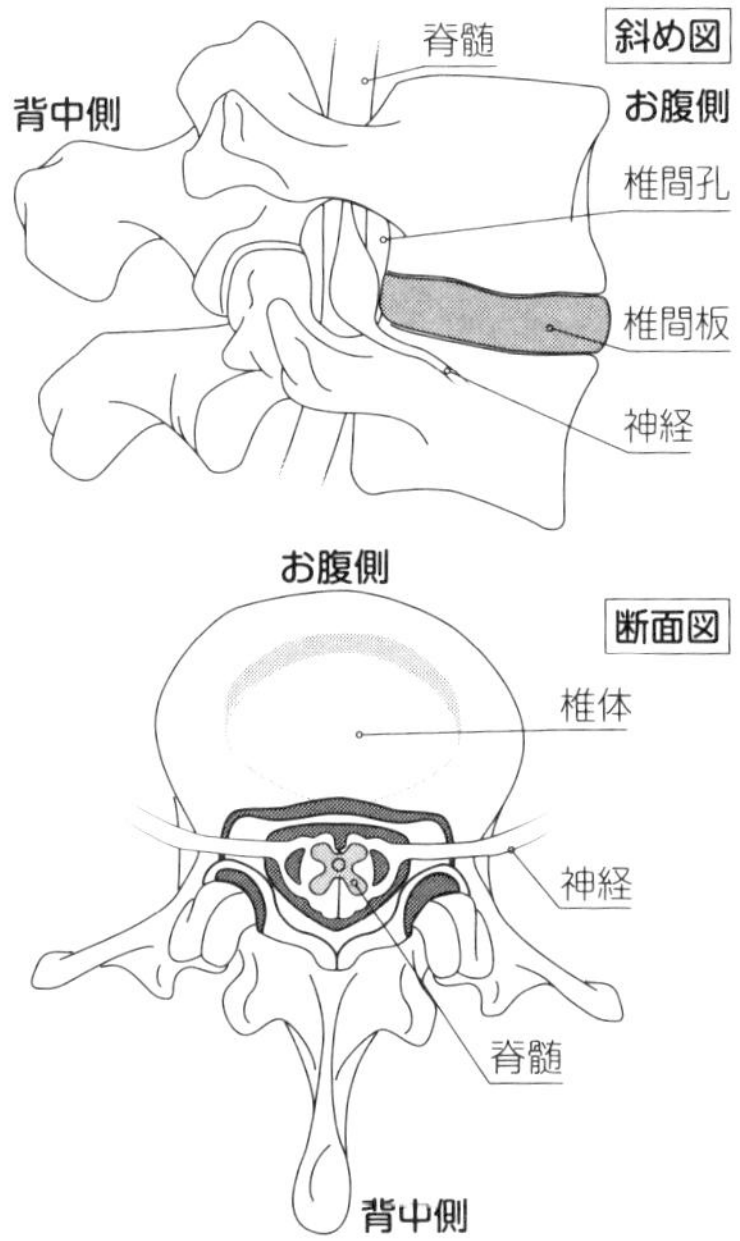

人間は座位に向いていない

ヒトの背骨は頸椎（七個）・胸椎（十二個）・腰椎（五個）、合計二四個からできています（図①-3）。頸椎と腰椎が合計一二個で前へのカーブ、胸椎十二個は後ろへのカーブをなしており、前へのカーブと後ろへのカーブが拮抗しています。

そして、その上に五～八キロほどの頭を載せているのです。立っている時は、この頭の重さを身体の中心に置きやすいのですが（最近はこの立ち姿勢でさえ狂ってきています）、座った姿勢では背骨のカーブは崩れ、良い姿勢にしようとすると無理に筋肉を緊張させ（図①-4a）、逆にダラーンと悪い姿勢をとれば、筋肉は緊張していないものの身体の重さが内臓や軟部組織（椎間板などの軟骨、筋肉や靭帯、神経など）に負担をかけてしまうのです（図①-4b）。これが椎間板《ついかんばん》に負担をかける原因にもなります。

図①-3 ヒトの背骨

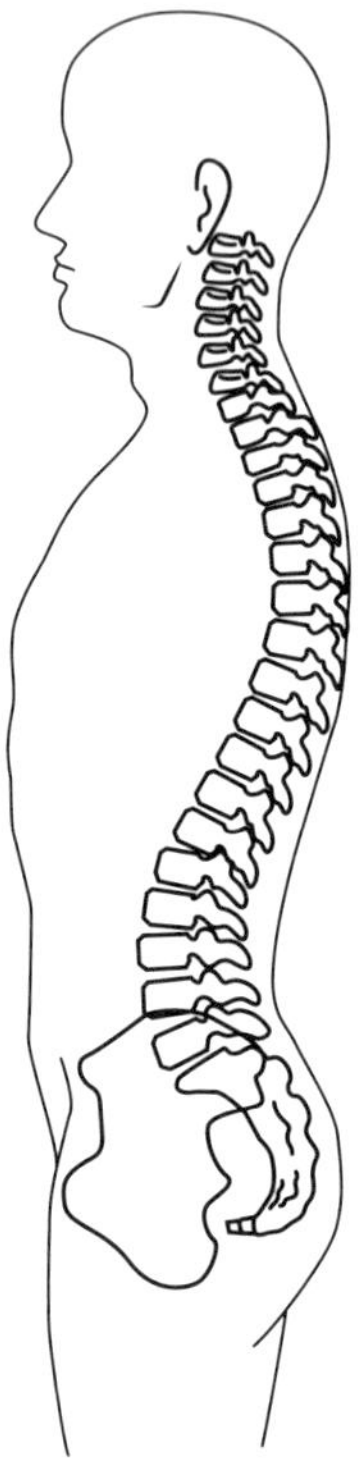

背骨になぜカーブが必要なのでしょうか。

まっすぐな場合とカーブがある場合では、長軸（上から下）にかかる抵抗力がまったく違ってきます。立位では、この背骨のカーブは頚椎・胸椎・腰椎と三つのカーブができます。このカーブのおかげで、抵抗率が10倍となり、支える八キロの頭はその一〇分の一の八〇〇グラムですみます。

では、座位ではどうでしょうか？ 正常なカーブは失われるため、悪い姿勢ではカーブがない状態と同じく八キロの頭をすべて筋肉で支えなければなりません。

たとえよい姿勢でも、顔だけ前に行ってしまえば、頚椎のカーブは失われるために抵抗率は五分の一

COLUMN

になるので、頭は四キロの負担になります。

座っている状態は、この力学的な視点でを見るだけでも身体に負担がかかっているのです。そこに軸のゆがみが加わったら、どんな恐ろしいことになるか？　想像がつくと思います。

ヒトは座ってじっとしているようにはつくられていないのです。

神様はおそらく、ヒトは歩き、その後も動くことで進化を遂げていくであろうと予想されたのでしょう。オリンピック大会のように身体機能を高めて運動能力を進化させていくことこそが、神様が描いた人間の進歩だったのではないでしょうか？　まさか、ＰＣなるものをつくり出すとは思っていなかったのではないでしょうか。

ヒトの構造と最近の障害を目の当たりにしていると、そんな風に考えてしまうのです。

図① -4　a. 良い姿勢で座ったときの背骨のカーブ

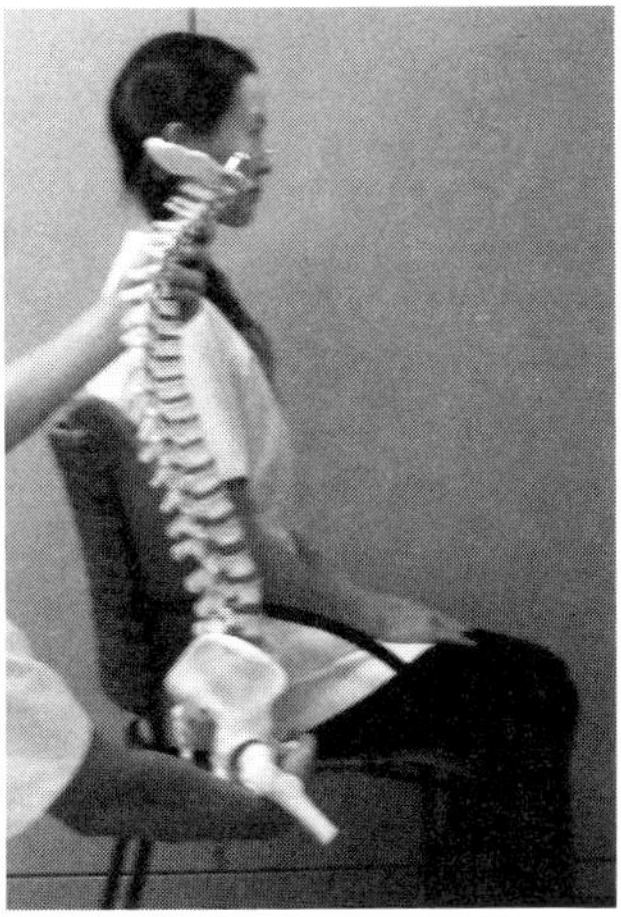

b. 悪い座り姿勢のときの背骨のカーブ

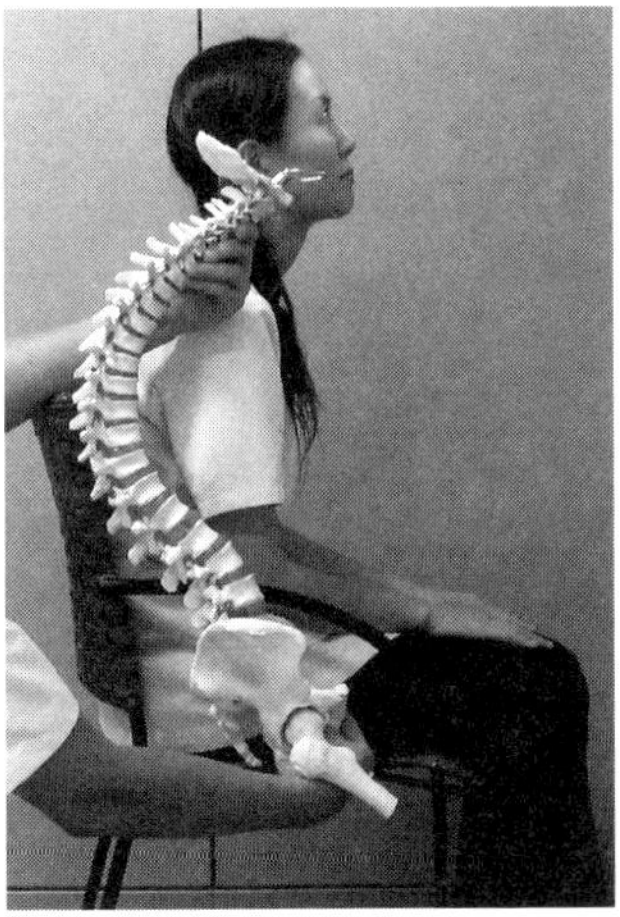

第2章

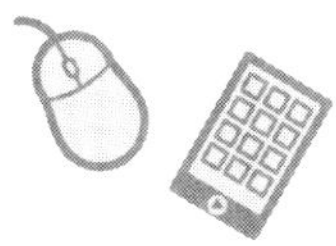

本来の姿を失った背骨・骨盤

狂いの生じた背骨・骨盤

体幹で一番重要なのは、身体の軸です。しかし最近では、椅子に長時間座ることにより、この軸が崩れているのが現状です。

左右軸の崩れでは、「ボディースリップ」と私が呼んでいる、身体が左右に流れる現象が見られます。

前後軸の崩れで特に重大な問題は、首の生理的なカーブがなくなるか逆のカーブになってしまう「ストレートネック」です。

これが、慢性・急性の首・肩の障害、手腕のしびれ、そして頭痛やめまいの原因になっているケースも見受けられます。

また、猫背に代表されるように背中が丸くなったり、その逆に腰では「反り腰」と呼ばれるように腰が反った現象も起きています。

胸椎の後彎曲（後ろ方向へのカーブ）も強くなっています。その影響で、浅呼吸になり自律神経のバランスも崩してしまうのです。

また、腰椎の過前彎曲・後彎曲（前方向・後ろ方向へのそれぞれのカーブが強くなる）などによる頑固な腰痛も多く、これらはすべて背骨の整然とした連なりが崩れていることから起きている現象と考えられます。

そして下半身では、骨盤が後方で広がります。また、股関節が外側に飛び出してしまいます。

これが股関節、膝関節、足首にも影響を及ぼし、腰痛・椎間板ヘルニア・坐骨神経痛・足首の捻挫・

外反拇指・膝の痛みなどの原因にもなっているケースが少なくありません。

体幹の変化から引き起こされる症状として、このほか、耳鳴り、胸郭出口症候群、目の疲れ、血行障害、むくみ、肌荒れ、便秘、下痢、胃痛等などの訴えもあります。

まずもっとも重大な問題である「ストレートネック」からお話しし、ついで、「反り腰」、「ボディースリップ」の順に解説していきます。

頚椎に大変化、「ストレートネック」

体幹に関して重大な問題である「ストレートネック」を検証してみます
ストレートネックとは、本来は前方向に彎曲しているはずの頚椎が、姿勢の崩れや慢性的な疲労、負荷によって、文字通り〝まっすぐ〟になっている状態を指します。

症状としては、肩こり、頭痛、首こりから始まり、吐き気、腕や手のしびれ、めまい等につながります。

また、ストレートネックと猫背は多くの場合にセットで起こります。

猫背は肩甲間部（左右の肩甲骨の間）の慢性的な痛みや辛さを招き、猫背のカーブが強い場合には浅呼吸になったり、自律神経のバランスを崩して不眠症などを起こしてしまう場合もあります。

このように様々な身体のトラブルが、多くのデスクワーカーを襲っています。

では、なぜストレートネックが首や背中に過負荷をかけるのでしょう？

首や背中に過負荷をかける理由

図2－1をごらん下さい。

頭蓋骨から首に沿って下ろしたラインが頸椎のカーブ、太い直線のラインが重心線です。左（a）の頸椎は正常なカーブを描き、頭部は頸椎でしっかり支えられています。

右（b）のストレートネックを見ると、正常なカーブは失われ、頭は頸椎より前に来ています。ストレートネックの場合、頭部や重心線が背骨より前に来てしまうために、重い頭を首の筋肉で支えなければなりません。そのため、慢性的に首や肩が凝り、それらの筋肉の緊張から頭痛などのトラブルが生じます。

猫背とストレートネック

また、次ページ下の左写真（図2－2a）のように猫背の姿勢で座り続けると、頸椎の正常なカーブが崩れま

図 2-1　ストレートネックは首や背中に過負荷をかける

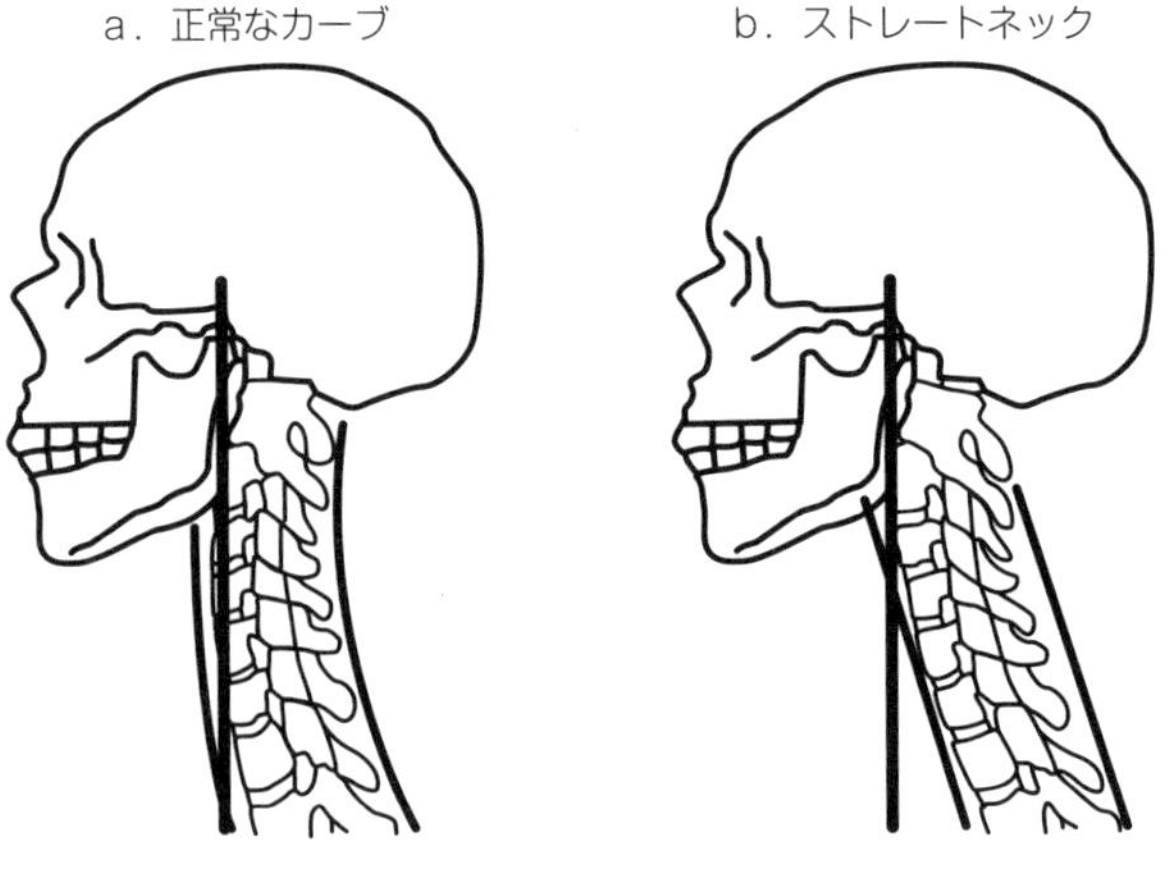

す。猫背の姿勢もストレートネックを引き起こす大きな要因の一つです。

図2‐2bのように背骨でしっかり頭を支え、負担の少ない座り方が大事です。

以下に挙げる一〇個のチェックポイントのうち、五つ以上思い当たる方は要注意です。

〈ストレートネックのチェックポイント〉

・一日五時間以上デスクワークをする
・ノートパソコンをよく使う
・スマートフォンで一日一時間以上画面を見ている
・仰向けで寝にくい
・左右、顔を向ける範囲が狭い
・首を後ろに倒すと痛い
・座っているとよく肩や首が凝る
・疲れると頭を締めつけられるような頭痛がする
・猫背だ

図2-2　猫背の座り方、よい座り方

a．猫背　　b．よい座り方

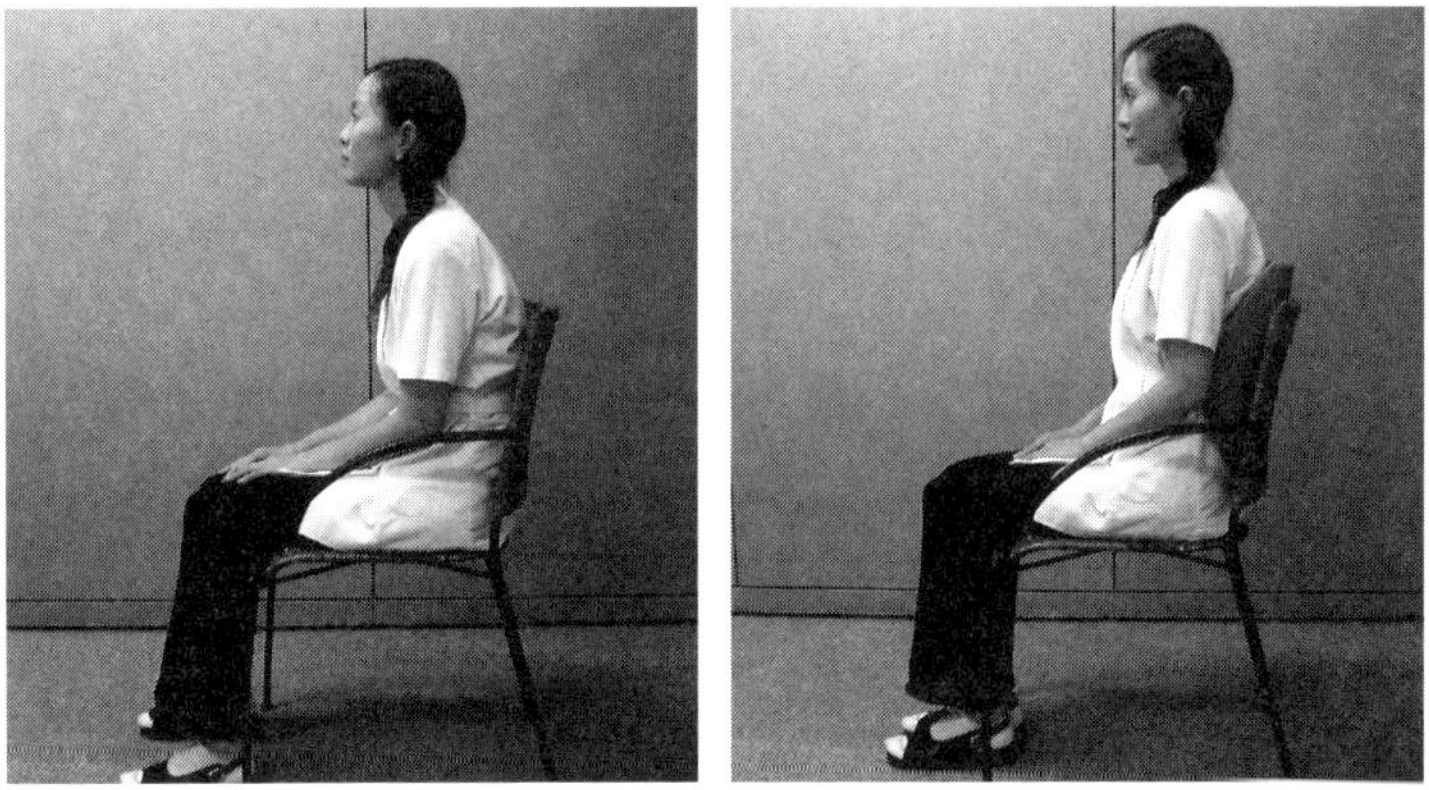

・一日三〇分以上歩いていない

以上のうち、五つ以上当てはまる方は早めにカイロプラクターか専門医に相談して下さい。

ストレートネックの臨床報告

●右上腕のしびれと偏頭痛。C5~C6間の頚椎ヘルニア（二九歳、男性）

一ヶ月前から右上腕にしびれが何となく出現し、徐々に強くなる。また、偏頭痛も頻繁に起きるため整形外科にてMRI検査を受け、C5~C6（第五~六頚椎）間の頚椎ヘルニアと診断される。治療は、温湿布に加え牽引を受ける。また、仕事中以外は頚椎カラー（首の運動を制限する装具）を着用。

四年前には、右下肢しびれと排尿時の腰の痛みとしびれを感じたこともある。

〈治療〉

初回、整形外科的検査では問題なし。関節可動域テストでは、頚椎カラーを着用していたため可動域の狭さはあるが、筋肉の拘縮が見られる以外痛みはない。またカラーをつけているため、日常の生活ではそれほど気にならないが、仰向けで寝るとしびれが強くなるため、横向きで寝ていたようである。また低い枕では腕のしびれが強くなるため、高い枕を使用中とのこと。

病状の原因・検査結果などより、五年前の左足首の骨折が体幹に影響を与えている可能性が考えられ、股関節・骨盤の治療をし、身体の軸を治しながら局所的な問題である患部（Ｃ５～Ｃ６）の負担を軽減する治療をしていく。

また頚椎カラーにより関節の動きが制限されているため、モビリゼーションを加え、ストレートネックになっている頚椎のカーブを正常にする施術をする。

二回の治療で頚椎カラーを外しても違和感がなくなり、ストレートネックを治すため私が考案したストレートネック用枕（「博士まくら」）を使用してもらい、仰向けでも寝られるようになる。その後経過もよく、現在四回めの治療であるが、症状が消失し、頚椎カラーがなくても日常生活には問題がなくなる。

●ストレートネックから頭痛と右腕のしびれ・だるさが（二七歳、男性）

一年前から首の違和感、集中力の低下が見られ、頭痛、不眠にも悩まされている。首から背骨にかけて骨がボコボコしている気がする。脳外科のレントゲン・ＭＲＩ検査でストレートネックと診断を受け、頚部・背部の筋肉強化を勧められ、実行するが、効果がなく、最近は強い頭痛・右腕のしびれとだるさが出現する。

〈治療〉

初診時、整形外科的検査・カイロプラクティックテストにて、椎骨動脈（鎖骨下動脈から続く頚部の動脈）の流れが阻害されていることがわかる。関節可動域検査では、後屈では（反ると）痛み及び違和感があり、前屈する（前にかがむ）と楽であった。

日常の生活では、昼ぐらいから症状が気になって集中力がなくなり、夜は眠れない状態が続いていた。

仰向けに寝るとしびれが強くなるため、横向きで寝ていたようである。

病状の原因・検査結果などにより、ストレートネックによる頚部機能障害の可能性が高いと判断する。また、以前より自分で首を横に曲げて鳴らす癖があり、最近では特に鳴らさないではいられなくなるようになり、それを繰り返すため症状を悪化させていたようである（首を鳴らすことにより、頚椎で動かしすぎる部位と動かさない部位が出てきてアンバランスになる）。

まず、局所的な問題である患部（後頭骨からC1～C2＝第一～二頚椎）の負担を軽減する施術をしていく。頚部の動いている関節と動いていない関節に対して、モビリゼーションを加えて、頚部から肩にかけての筋肉の癒着を取り除き、頚椎のカーブを正常にする治療をする。

初回よりストレートネック用の枕に替えてもらい、三回の施術で腕のだるさがなくなり、四回目で頭痛がなくなる。七回目には、集中力が戻り、不眠も解決し症状が消失する。その後、関節を安定させるために自宅でのエクササイズを指導し、経過観察中である。

●手術が必要とされた頚椎ヘルニア。肩こりと手のしびれ（四三歳、女性）

七、八年前にむち打ち症になり、その後頑固な肩こりに悩まされるが、ストレッチなどを実行して軽減する。今回は一週間前にアメリカから帰国し（飛行時間一二時間）、その後ゴルフをした後から徐々に肩こりがひどくなり、手のしびれも伴い痛みも激しくなる。二日前から激痛のため、前日大学病院を受診する。レントゲン検査の結果はストレートネックであり、頚椎ヘルニアの可能性が強く疑われ、次回MRI検査の予定。頚椎カラーと痛み止めをもらうが、痛みが強いため、MRI検査後に手術の予定である。当人の希望で手術はできるだけ避けたいとのことであった。

〈治療〉

初回、姿勢検査において頚部が左に曲がる側彎が見られ、整形外科的検査は痛みのため検査できない。関節可動域テストは、すべての動きで痛みを伴う陽性と判定。特に後屈・回旋（左右を向く）・側屈（横に曲げる）は制限があり曲げられない状態であった。

レントゲン検査結果より椎間板障害の可能性が高いので、リスクを考えながら患部には触れず、周辺部位から頚部硬膜（硬膜は脊髄のまわりにある膜）の緊張を取り除く施術を行う。二回の施術で改善が見られ、頚部の可動域も増す。ただ、仕事で長時間座っていると、症状がぶり返す。

ＭＲＩ検査の結果はヘルニアであったが、施術後の経過がよいので手術なしで完治する希望が見え始め、段階的に患部にも触れながら施術（頚椎の可動性をつけていく施術）を継続する。徐々に頚椎カラーをはずし、治療開始一ヶ月後には、頚椎すべての可動域が正常になる。

その後、仕事で無理をすると軽いしびれが手指に出現するも、ほぼ治癒する。そして、原因と考えられる腰椎・骨盤の機能障害の施術を行い、自宅でのエクササイズを指導し、経過観察中。

●頚椎椎間板ヘルニアによる首・肩・腕の痛み（四四歳、女性）

疲労が続いていたある日、突然、首に痛みが生じる。整形外科にてＣ５〜６（第五〜六頚椎）のヘルニアと診断される。その後、症状は変わらず逆に悪化。左肩・左腕にしびれが現れる。腕の脱力感を感じたり、頭痛が頻繁に起こるようになり、脳神経外科や神経内科にも行くが改善せず、薬の服用で痛みを緩和させる状態が続いていた。

〈治療〉

初回、頸部可動域検査において伸展（後ろに曲げる）・左右側屈（左右に曲げる）で首に痛みを強く感じ、左肩から左腕にかけて嫌な脱力感を感じていた。同じ姿勢を続けていると痛みが強くなってくる。典型的なストレートネックであり、首のカーブが完全に消失している状態であった。

治療は、まず首の痛みをとることから始める。背中から下部頸椎の後方へのゆがみを改善させることで首全体にカーブをつけ、C5、6にかかっていた負担を取り除く。約四回の治療で首の痛み、頭痛は消失。

次に、よい状態を保つために枕を変えて仰向けで寝られるように、脊柱全体の施術を同時に進めていく。

八回の施術で違和感なく仰向けで寝られるようになり、肩から腕の脱力感・しびれとも徐々に改善。無理な姿勢をとらなければ、日常生活には問題がなくなる。

●ストレートネックからくる首から腕にかけての痛みとしびれ（四〇歳、男性）

朝起きたときから首の痛みを感じ始め、その後二日ほどして右の肩から腕にかけて、強い痛みとしびれが出現。痛みのために夜もほとんど眠れず仕事も手につかない状態となった。

受診した整形外科では、ストレートネックが原因の寝違えと言われ、痛み止めの注射や低周波治療などを受けたが、三週間ほど経過してもまったく痛みが引かないため、当院を訪れた。

〈治療〉

初回の検査では、首から背中にかけての強い後彎が顕著に認められ、さらに、頚椎が右側に凸の側彎曲を形成していた（パソコンによる不良姿勢で典型的に見られるタイプの歪み方。一日中仕事でパソコンを使用していた）。そのため、首の右側から腕に向かう神経に強い緊張が加わり、痛みとしびれを生じさせていると考えられた。

まず、患部周辺の椎間板の圧迫を軽減させながら、徐々に頚椎から胸椎（首から背中）の歪んだカーブを整えていった。二週間ほどで腕の痛みとしびれはほぼ消失し、三週間後には日常生活にまったく支障を感じない程度まで改善した。

その後、予防のため、身体全体のバランス改善を目的として施術を行い、自宅でのエクササイズを継続中である。

●頭痛と吐き気を伴った肩こり（ストレートネック）（三三歳、女性）

頭痛と吐き気を伴った肩から首にかけての痛みを訴えて来院する。一週間前より肩と首が痛み始め、それらの悪化に伴って強い頭痛と吐き気も出てきた。頭痛がひどいため、鎮痛剤を服用中。仕事中にパソコンを使っていると徐々に症状が悪化してくる。

〈治療〉

初回の姿勢検査において、頚部の前彎は顕著に減少し、ストレートネックの状態にあった。合わせて腰椎のカーブも減少していた。それに伴って頚部から中背部にかけて筋肉は強く緊張し、肩こりや首の痛みを引き起こしていた。

整形学検査や神経学的検査で問題は見られないものの、頚部の可動域検査によると左側屈と屈曲（左と前に曲げること）が困難。

運動時やその他の検査では痛みは見られず筋力にも問題が見られないため、ストレートネックの改善を目的に姿勢全体の崩れを整えるようアプローチ。頚部の前彎のバランスをとり、また腰部のカーブを整えつつ、頚部から中背部の筋の緊張を緩めた。

六回の施術で肩、首の張りと吐き気、頭痛は消失。姿勢（パソコン使用時）の維持とストレートネック予防のために施術を継続。

●急性の首の痛み（スポーツ中のむち打ち症）（四二歳、女性）

この患者さんは女性には珍しくラグビーをする方で、前日、トライした時に首を痛める。トライした時に前方に立っていた人と接触し、首を強く過伸展して（のけぞって）しまう。直後に痛み、夜冷却するが就寝できず、朝起きた時も激痛で首を動かすことができない。また、頭痛が強くなり前頭部から目の奥にかけても強い痛みがあった。

〈治療〉


初回、激痛（頚部痛・頭痛）のため顔を動かすのも辛そうであった。患部は、炎症のため触れるだけで痛みが発生する。

頚椎可動域検査ですべての動きが制限されていることがわかるが、特に、頚部伸展にて頭痛と首の痛みが増強する。

上肢・下肢への神経・知覚の問題はなく、「急性の頚部捻挫」の可能性が高い。頭痛が強いので、当日は患部を冷却して胸椎・腰椎のカーブを整え、念のため、翌日連携病院にて精査を依頼する。

二日後に連携病院より「急性の頚部捻挫」の診断を頂き、頚部コルセットを一週間してもらう。

その後、炎症が収まったことを確認し、施術を再開する。

コルセットを一週間していたため、頚部から背部にかけては硬直した状態であり、可動範囲も制限されたままであった。まず、機能障害を起こしている部位から施術し、特にストレートネックがあったため、頚椎下部の可動域を改善するようアプローチしていく。また、第一頚椎が右外側のほうに出る動きをしがちだったが、それをモビリゼーションにて改善させる。

五回の治療後、痛みが消失しすべての可動域は改善。その後慢性的な肩こりがあるので、姿勢コンサルティングを行い、現在経過観察中。

この方は、今回の「急性頚椎捻挫」を起こす以前にストレートネックと上前方肩甲骨（肩が前に丸まった状態）の問題があったと推測され、そのため今回の事故において後頭部〜上部頚椎への衝撃が大きかったと思われます。今回の症例を含め、むち打ち症等の交通事故は防ぐことはできないかもしれませんが、損傷を最小限に収めるためにも改めて、日頃の予防と姿勢改善には注意を促していきたいと思います。

身体が流れる「ボディースリップ」

ボディースリップは、マウスを使いながら長い時間座っているうちに身体を支えていられなくなり、起こる現象です。

身体が右や左に流れるのですが、骨盤がすべり（回旋し）、それに伴い身体（背骨）もスリップするため、椎間板にも影響を及ぼす可能性があります。

同時に骨盤も開いてしまい、股関節の問題を訴える人も増えています。この座り方は女性に多いのですが、その理由は足の開閉にあります。

女性は足を閉めて座ることが多いので身体が、「ダルマ現象」を起こしてしまうのです（図2-3）（身体が左右どちらかに揺れ、真ん中に座っていられない状態をダルマ現象と名付けました）。

男性は足を開いて座ることが多いので、左右に流れにくいのです。ただし男性でも、痩せ型で足を組みやすい方には見られる傾向があります。

このボディースリップは後で詳述する「骨盤アーチの崩れ」を引き起こしてしまいます。この骨盤構造の崩れにより、椎間板に無理な負担がかかったり、

図 2-3 ボディースリップ

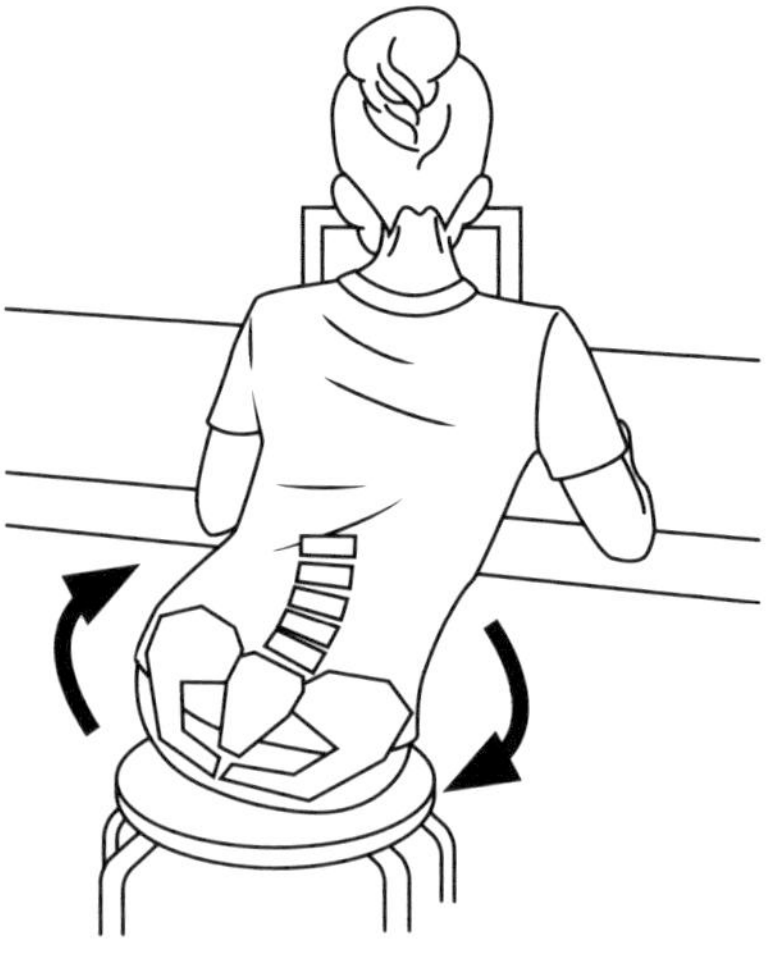

内臓も下垂しやすくなると言えるでしょう。

また、股関節にも影響を及ぼす可能性があります。それは、骨盤と股関節は密接に連動する働きがあるからです。骨盤の捻れにともなって股関節には様々な負担がかかります。

ボディースリップの臨床報告

●デスクワーク中に股関節の痛み（二三歳、女性）

デスクワーク中に長時間座っていると股関節に鈍い痛みを感じる。一ヶ月前、ストレッチをしている時に股関節付近でボキッと音がし、それ以降、長時間同じ姿勢で座っている時、ストレッチで伸ばそうとする時に股関節（右大腿部と殿部の境目付近）に鈍い痛みを感じるようになった。水泳や自転車など定期的に運動をしているが、運動中には問題がない。

〈治療〉

股関節の可動域検査において右

図 2-4 重心が左に寄り、右足に重心がかからないようにかばっている状態

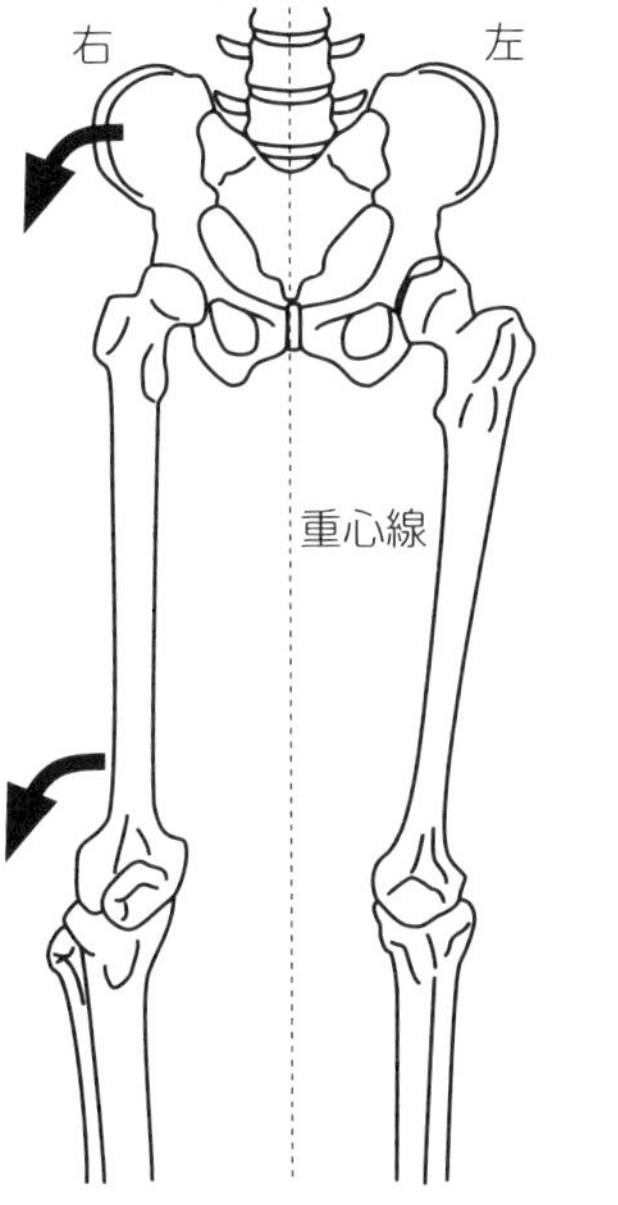

股関節外転時（右股を開く時）に鈍い痛みがあり可動域が減少していた。

姿勢のバランスを見ると、重心は左に寄り、右足に重心がかからないようにかばっている（図２・４）。右股関節をかばうため、左腰・左臀部《でんぶ》に負担がかかり、筋肉の緊張が強くなっている。左側の筋の緊張が強いため、右側へ体幹を倒す時に緊張した筋肉に引っ張られて可動域に制限が見られた。

逆に、右股関節は外側に重心が流れているため、関節の軸が崩れている。不安定な状態（噛み合せの悪い状態）の関節にストレッチを加えたことが痛みを生じたものと考え、関節の可動性と安定性を回復させるように施術。

不均衡な状態にある左右の股関節を改善するために重心のバランスを取りつつ、右股関節の安定性を高めるために股関節周囲の筋群のバランスを整えた。三回目の施術で痛みは消失し、可動域も回復。日常的に重心のバランスが崩れる癖があるため、右股関節周りの張りが少し残っている。座り方や立ち方など普段の姿勢に気をつけてもらうようにし、正しいストレッチの仕方を指導し、現在継続治療中。

日常的に長時間の「立ちっぱなし」「座りっぱなし」は、体の重心を崩す原因になります。身体の重心が崩れ、関節の軸が崩れた状態で無理なストレッチやヨガを行うと、今回のケースのように関節のトラブルを招きやすくなります。

効率よくストレッチや運動を行うためには身体の歪みがないことが重要です。また、無理やり伸ばすようなストレッチや身体に過負荷をかけるような運動は、身体を痛める原因になりますのでご注意下さい。

腰が強く彎曲する「反り腰」

次に、女性に多い「反り腰」について検証してみます。

図2‐5のように腰を反らせて体重を腰に載せる方を多く見かけます。

例えば、電車を待つ時、コンビニで立ち読みする時、普通に気をつけの姿勢をとった時など、様々な場所でよく見かける姿勢です。この姿勢（反り腰）が原因で起こる腰痛は、若者から年配の方まで幅広い層で年々増え続けています。

この姿勢が腰に及ぼす影響を次ページの図2‐6にて説明します。

重力がかかるため腰には上から下への負荷がかかります。

1．その重力の軸が後方にあると、腰のカーブは反りが強くなります（ハイ

図 2-5 よく見られる3種類の反り腰での立ち方

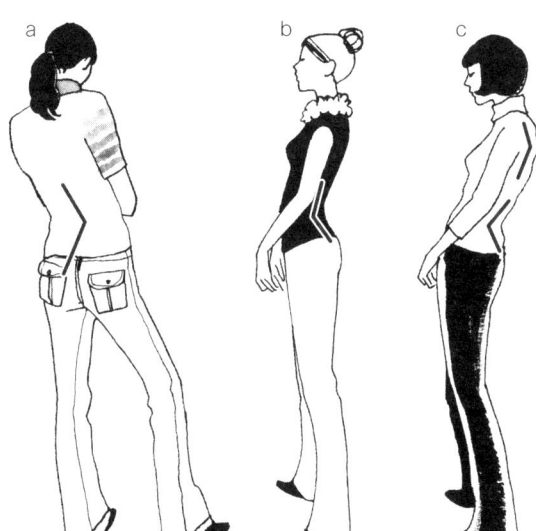

ヒールを履いた時をイメージして下さい)。

2．反りが強くなることにより背骨の腹側を覆っている靭帯、前縦靭帯は伸ばされ過緊張（強い緊張状態）を起こし、さらに伸展する（後ろに曲げる）のを嫌がり収縮する力が働きます。

3．その力から腰のクッションの役割をしている椎間板内の髄核を内側（お腹側）に押し出す力が発生します。そして神経に触れる可能性が高まります。

4．また椎間関節がぶつかるので余計に椎間孔（神経の通る孔）を狭くし、神経への刺激はさらに強くなる可能性が出てきます。

以上が「反り腰」（下部腰椎の過伸展）によく見られる一般的な機能障害です。これは、妊婦の姿勢でもあり、産後の子供を抱っこするお母さんの姿勢でもあります。また、ハイヒール

図 2-6 **a. 腰部を横からみた図**　**b. 腰部の一つのユニット**

腰椎と腰椎の間には椎間板があり、クッションの役割をしています。

「反り腰」の機能的な問題は、図のように発生すると考えられます。

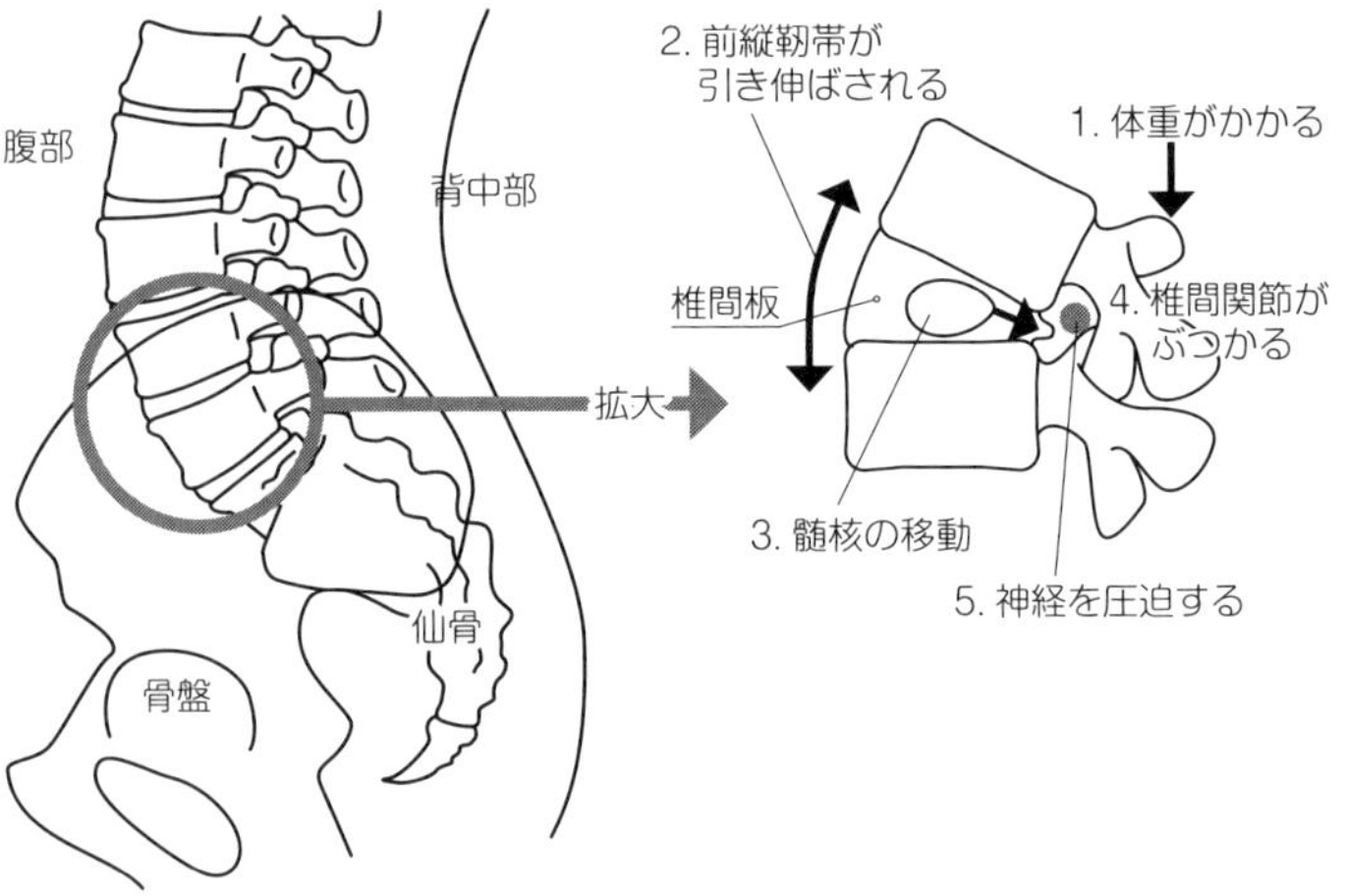

を履いた時も自然にこの「反り腰」になっているのです。特に腰背部の筋肉の緊張が強く、腹筋（主に腹横筋）や骨盤底の深部筋が弱いと、この前縦靭帯が引き伸ばされるので症状は悪化する可能性が高まります。

「反り腰」による症状には、次のようなものがあります。

1. 腰痛
2. 坐骨神経痛（脚のしびれ・痛み）
3. 股関節痛（お尻の痛みも含む）
4. 仰向けで寝にくい、仰向けで寝ると腰が浮く
5. 朝、身体が固まり、洗顔の際に前屈がつらい
6. 首こり・肩こり・背中の凝りや痛み（背骨のアライメント※の崩れから）

※アライメント：背骨は、頚椎・胸椎・腰椎・仙骨から骨盤と続いて生理的なカーブを形成しバランスをとっていますが、この整然とした骨の連なりをアラインメントと呼びます。腰が反り過ぎた場合には、当然その影響は各関節に及ぶのです。

反り腰になるのは、腹横筋や骨盤底の筋肉（これを丹田と呼びます。丹田については第3章で詳しく解説）を使わないで「関節に載せている状態」だから楽に感じるのです。

この状態では筋肉を働かせないで、代わりに関節や椎間板等の組織に負担をかけています。

反り腰は早い段階であれば、症状も軽く早期に改善できます。しかし、この姿勢が何年も染みついた方は、背部の筋肉の癒着が進行し他の関節にも影響を及ぼし症状が重くなるので、治すにも時間がかか

ります。

前述のような症状がある方は、早期に整形外科の専門医やカイロプラクターにご相談することをお勧めします。

●仰向けでの腰痛と背中の痛み（三〇歳、男性）

五年ほど前より、仰向けに寝ていると腰と背部に痛みを感じるようになり、ここ数週間で痛みが増してきたために来院。週末など、長時間の睡眠をとると痛みが顕著に強く出る。起床後しばらく動いているると痛みは消え、日中に痛みは感じない。整形外科で撮ったレントゲンでは、特に問題は見当たらなかった。

〈治療〉

初回の検査では、背中が丸まり猫背になっていた。それに伴って顕著な反り腰で、下腹が突き出たような姿勢になっていた。また、身体を反らす動きが困難で、仰向けで両手をバンザイすると痛みが背中に出ていた。

検査すると、腰の前から骨盤に付着してい深層の腸腰筋の過緊張が原因によって腰が過剰に反っていたことがわかり、治療では、腸腰筋の癒着を取り除き、ストレッチをかける。その後、胸椎の後彎（猫背）を矯正し、左右の骨盤の歪みを調整する。腸腰筋の緊張が和らぎ、骨盤のバランスも改善すると、仰向けで寝やすい状態になる。こうすると、寝ている間に筋緊張や骨盤の歪みが出にくくなる。五回の治療で痛みは消失した。現在も姿勢維持のための体操と施術を継続中。

このケースは、猫背で反り腰の人に多く見られます。仰向けで寝たときに背中が伸びず、腰だけが反ってしまい、背骨の後ろにある関節に圧迫が起き、痛みが出るのです。朝方、身体が固まり、痛みがある場合は、筋肉の癒着が存在する可能性が高いと見られます。

コラム②

マウスはこう使う

以前は、大きいマウスや逆に小さいマウスなど様々な大きさが店頭に並んでいました。

マウスを長年使っていると本書で取り上げたような症状が起きて、もっと使い勝手のいいマウスはないのかと探したり、雑誌やネットで取り上げられたマウスなどに交換した人も多いはずです。

しかし、マウスの種類による使い勝手の向上はありますが、身体にいいものを探したとしても、それで問題が解決したことにはなりません。

行っている作業は同じだし、どんなに持ちやすいマウスを使用したところで、使う筋肉や関節はそのマウスの大きさや形状で固定されてしまうので、長時間使えば同じことなのです。

結局のところ、身体への負担はどんなマウス

表② -1　人気ベスト5のマウスの大きさ

（価格 .COM サイトのランキング）
※数字は順に縦×横×高さと重量。

2010年6月14日		
第1位	102 × 60 × 38㎜	118 g
第2位	90.5 × 63 × 34.5㎜	125 g
第3位	128.3 × 83.5 × 47㎜	147 g
第4位	94 × 48.5 × 38㎜	91 g
第5位	100 × 60 × 37.3㎜	80 g

2012年3月8日		
1位	99.5x59.8x38.6 ㎜	75.2 g
2位	120x65x41 ㎜	129 g
3位	102x60x38 ㎜	118 g
4位	126.3x79.8x45.9 ㎜	151 g
5位	145x95x45 ㎜	142 g

COLUMN

でも大差ないということなのです。

では、どうすれば負担が少なくなるでしょうか？

最近、使われているマウスを調べてみると、縦九〇～一〇〇㎜×横五〇～六〇㎜ぐらいが人気のようです。

前ページの表②-1は、二〇一〇年六月一四日と二〇一二年三月八日時点でのマウスの大きさ、重さ人気ベスト五です（価格．COMサイトのランキング）。

この表からわかることは、最近の傾向としてそれほど大きさに変化はなく、普通サイズ（手のひらにちょうど収まる大きさ）が一番使いやすいということなのだと思います。

マウス症候群予防のため簡単にできる方法としては、マウスを二個準備し、時々交換することです。

例えば、男性は二〇一二年の表にある三位と四位のマウスを交換して使えば、重さで三三グラム、縦約二・四センチ、横で約二センチ違います。また手の小さな女性は、一位と二位のマウスを使えば、重さで約四四グラム、縦二センチ、横で約〇・五センチ違います。

これにより筋肉と関節にかかる負担が多少なりとも変化がついて、筋肉の癒着を最小限にとどめることができ、障害を未然に防ぐ対策になると思います。

多少面倒ですが、一日一〇時間以上マウス使う方には特におすすめです！　マウスの色等を変えれば、さらに気分転換になってより効率も上がるかもしれませんよ。

第3章

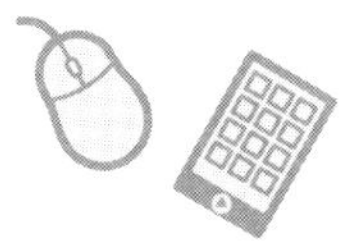

椅子と座り方についての検証

一般論で語れない「座り方」

ＰＣ使用時の座り方について語ることは、容易なことではありません。椅子と机の関係もありますし、使う人の体型にも左右されるからです。また、パソコンやマウスの位置も大きく影響します。

以前、当院のサイト上で座り方についてのコラムを書いた際、当初は一回でまとまると思っていたのですが、結局、内容が濃くなり四回のコラムになってしまうほどでした。患者さんからも椅子の選び方・座り方についての質問をよく受けます。これは、身体に不要な癒着をつくらないためにもとても重要です。

そこで、「椅子の選び方」について検証してみたいと思います。結論から言いますと、残念ながら「よい椅子」について一般論で語ることはできません。重要なのは〝座り方〟だからです。

例えば、ある会社では、社員に一〇万円以上もする高価な椅子が提供されています。これは腰にいいと欧米で大人気の椅子です。しかし、この椅子を使うようになってから腰の状態が悪くなり来院する方が多いのも事実です。この椅子は座面の奥行きが深いため、小柄な女性にはフィットしないのです。

椅子の選び方

多くの方は座りやすく、身体にもよく、疲れにくい、自分の体型にあった椅子を選びたいと考えているでしょう。自宅用であればこの願いも叶えられるでしょうが…。残念ながら、会社の椅子はそうもいきません。

次の六点が、座りやすい椅子のチェックポイントです。

1. クッションの硬さ→柔らかいものは避ける
2. 座面の高さ→調節可能なものが多いので問題ないと思われる
3. 座面の奥行き→からだにフィットしたものを。小柄な女性は特に、足が浮かないように気をつける
4. 肘掛→肘掛のあるものを選ぶ。肘掛が机の中に入らず、邪魔になるケースもあるので注意する
5. デスクとの関係→椅子の肘掛とぶつからないような高さを考慮する（85ページを参照）
6. デザイン→デザインを重視して、座りよさが二の次にならないように気をつける

結論として、以上の条件を満たしていれば価格はリーズナブルなもので十分です。実際に三〇分ほど座ってから購入を決めるといいでしょう。また、高価な椅子＝身体にいいとは限らないのでご注意を！

座り方について

図3－1に示した五種類が、オフィスでよく見かける悪い座り方です。それぞれの座り方の特徴から名前をつけてみました。

図3-1　オフィスでよく見かける悪い座り方

a．背中座り

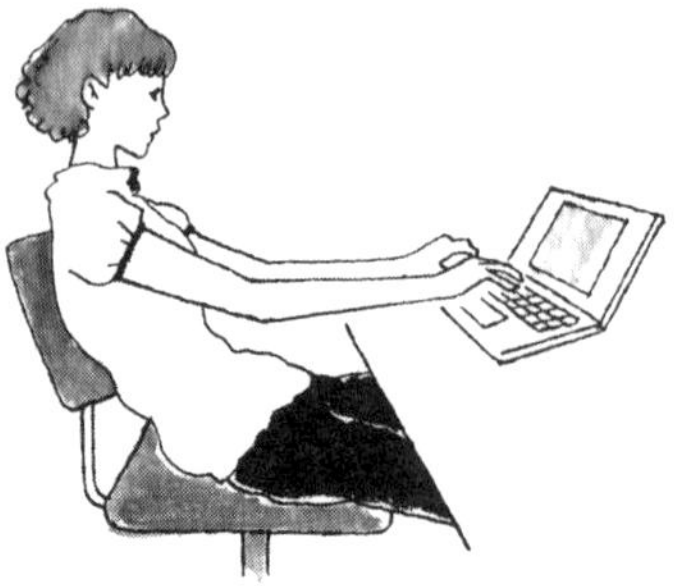

b．チョコン座り

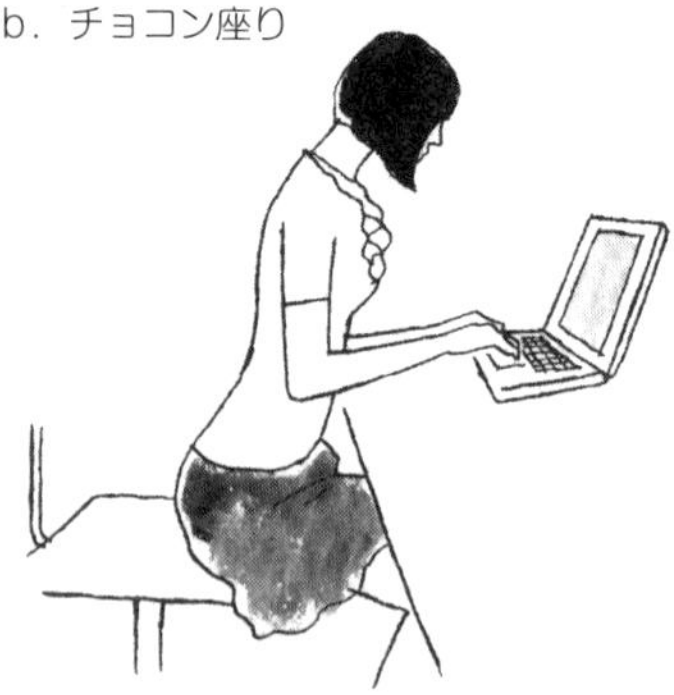

c．頬杖座り

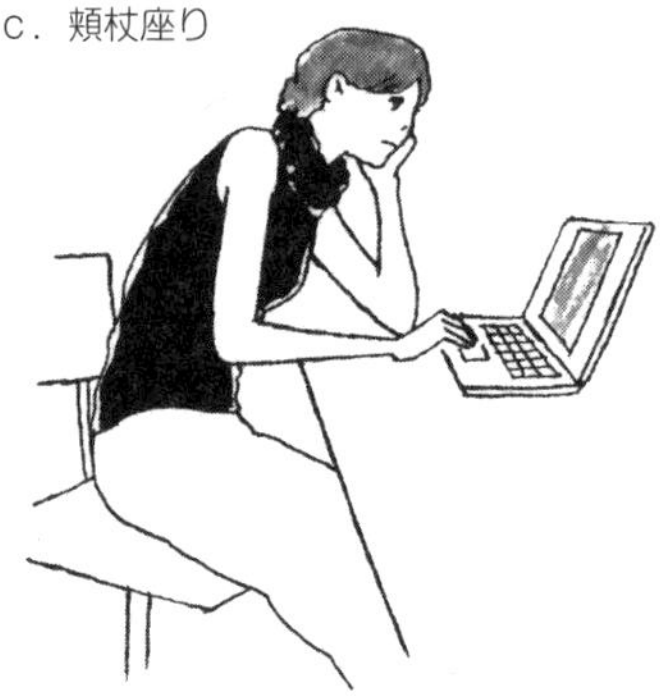

d．ボディースリップ座り

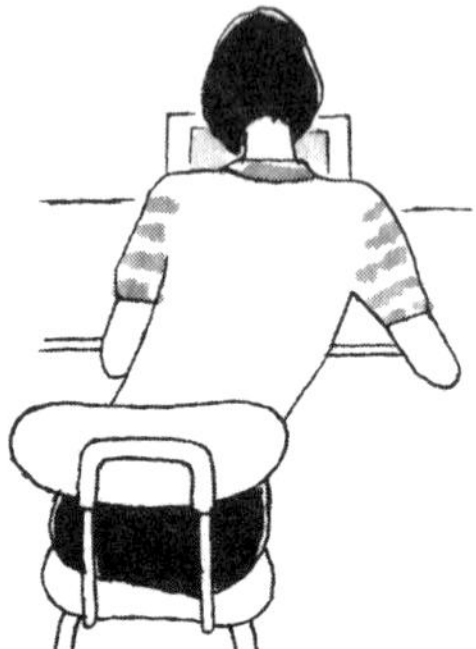

e．スフィンクス座り

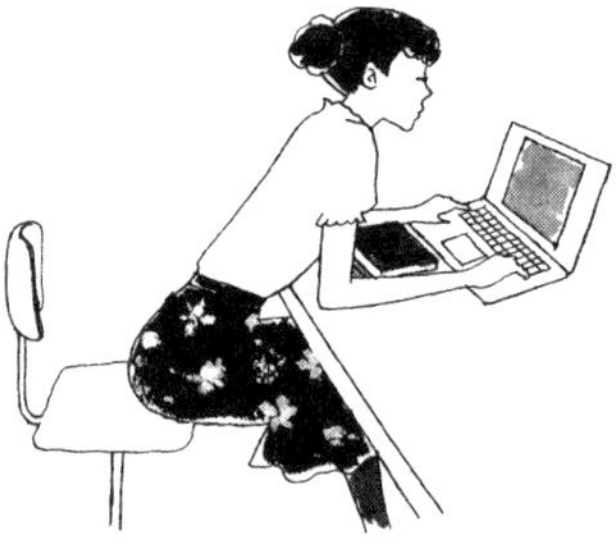

a．背中座り：椅子に浅く座り、背中で座っているような状態。一見、腰が楽なように感じますが、腰椎に正常とは逆のカーブをつくってしまい、身体を支えられないので、下部椎間板に多大な負担をかけてしまいます。

b．チョコン座り：小柄な女性に多い座り方です。一見、姿勢がいいように見えますが、腰が反り返り腰椎下部に負担をかける座り方です。反り腰の原因にもなります。

c．頬杖座り：背中が丸まり、肩が前方に移動し、首・肩・肘・鎖骨・背中等の問題も引き起こす座り方です。脚を組むことも多くなります。特に、マウス操作しながら画面に集中した時に多い座り方です。

d．ボディースリップ座り：長時間座っているとこの座り方になってしまう可能性が高いようです。骨盤がすべり、それに伴い身体（背骨）もスリップするため、椎間板にも影響を及ぼす可能性があります。同時に骨盤も開いてしまい、股関節の問題を訴える人も増えています。

e．スフィンクス座り：近年ノートパソコンを使っている女性に急増している座り方。イスに浅く座り、大きく前に伸ばした両腕と肩で上体を支える座り方です。一見、姿勢がよいように見えますが、腕や肩が疲れてくると首が縮んで首や肩が凝ります。股関節に負担をかけ、そけい部が圧迫され足がむくみやすくなります。

これらの特徴的な座り方が、身体に無理をさせ軸を崩し、様々な障害を生んでいるのです。こういった座り方が身体を歪ませるメカニズムついては、後述する「骨盤アーチについて」を参考にして下さい。

また、男女別にそれぞれ座り方の特徴があります。男性は足を開きぎみで座ることが多いので、背中座りや猫背での座り方が多く、女性は体型的な要素に加え、膝をつけて座ることが多いので、チョコン座りやスフィンクス座りが多くなるようです。これらの座り方がやがては筋肉の癒着をつくり、様々な障害の原因となるのです。

座る時間の増加＝不定愁訴の増加

パソコンの前に座る時間が長くなるにしたがって、患者さんの訴える不定愁訴も増加しています。長年治療にあたってきた中で、この問題が年々増えていることを実感しています。この問題はこれからも増加の一途をたどり、今後大きな社会問題の一つとしてクローズアップされることも考えられます。

対策としてはよい座り方の基本を覚え、実行していくことです。そうすれば、この問題は「予防」できるのです。痛みがないからといって「自分にとって楽な姿勢」をとっていると、重い症状に悩まされることになります。

大事なのはその人が楽に感じる姿勢ではなく、身体にとって楽な姿勢を選択するということです。

よい座り方の基本

座り方に注意することで、腰痛や肩こりを予防することができます。

再び47ページ図①・4aをご覧下さい。身体の軸が頭の頂点から耳を通り、背骨から坐骨まで一直線であり、腰の負担が最小限に抑えられるよい座り方です。座面と背中面がL字型を描いて身体が支えられ、生理的脊椎のカーブが正常であると、重力が分散され、腰の負担は軽減されるのです。ところが、この姿勢を長時間維持するために背骨周囲の筋肉が緊張しているので、この座り方も長時間に及ぶと筋や関節に負担が生じます。

つまり、一般によいと言われているこの姿勢についても、大切なポイントがあるのです。

座り方を時々変える〈ポスチャーチェンジ〉

基本のよい姿勢も長時間座っていれば、人によっては負担が増す部位が出現することがあります。そ

図3-2 ポスチャーチェンジ法
（タオルを当てて負担部位を変える）

a．上部
b．中部
c．下部

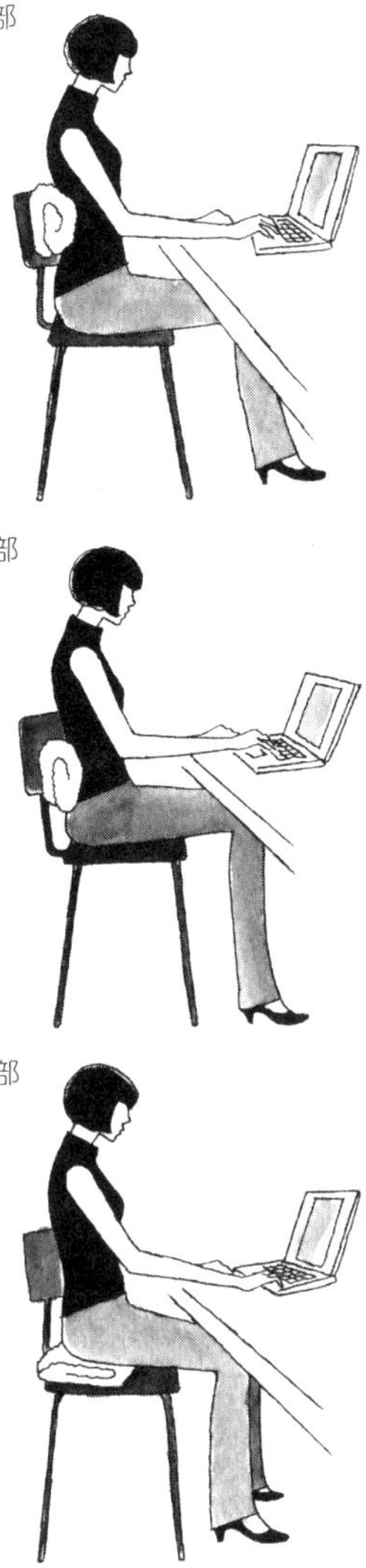

こで、以下のように、タオルを使用したポスチャーチェンジ法を実施するとよいでしょう。こうすることで、筋肉の癒着を防ぐことができるのです。
タオルを使用し簡単に負担部位を変えていくことにより、長時間の座位に対応できます（図3‐2参照）。

1．上部：腰と背中の間辺りにタオルを当てる
2．中部：腰のくぼんだ辺りにタオルを当てる
3．下部：腰の下部とお尻を包むようにタオルを当てる

「腰によいという椅子」にご用心

図3‐3のように、一般に腰によいと言われている椅子があります。これは短時間の使用であれば、よい姿勢をつくり、腰への負担も減らします。ところが長時間の使用では、使い方によっては腰椎が反り腰になり、腰の後下部の椎間関節に負担がかかる可能性があります。

図3-3　腰によいと言われている椅子も、長時間の使用には注意

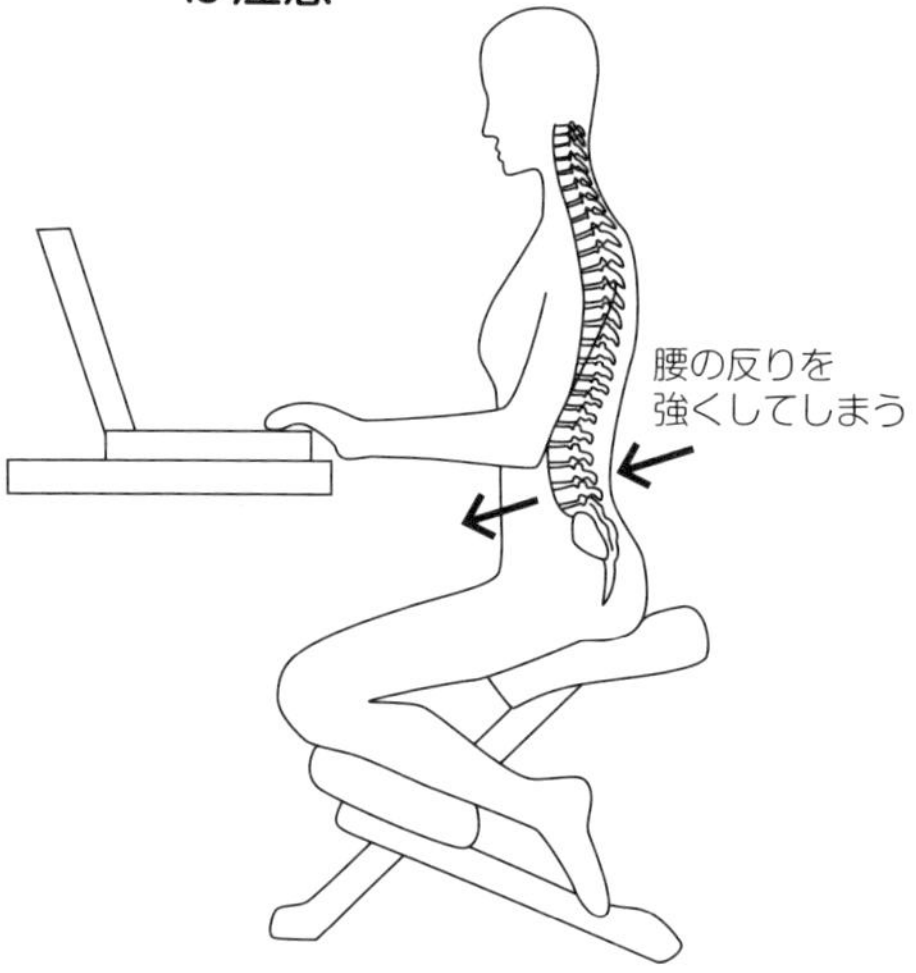

無理によい姿勢にしようとすると、その人本来の姿勢とのギャップで負担を増強させてしまうこともあるのです。

よい座り方の結論

皆さんも経験があると思いますが、会社の椅子ばかりでなく、飛行機や劇場の椅子に長時間座っていると姿勢を変えたくなります。初めから悪い姿勢であればその頻度は増え、逆によい姿勢からスタートすると、その頻度は少なくてすみます。

また、どんなによい座り方でも長時間同じ姿勢でいると、腰のどこかに負担が生じます。だからこそ、前記のポスチャーチェンジのように時々、腰の負担を変えながら座るとよいのです。

繰り返しになりますが、人間は立って動くようにつくられています。ゆえに、完璧な座り方はないと思って下さい。時々座り方を変えて、軸をリセットすると身体の歪みが最小限に抑えられて、様々な症状の予防になるのです。

今後も電子端末の普及とともに、さらに座る時間が増えることでしょう。こうした現状において、「座る時間の増加＝不定愁訴の増加」という傾向は当分変わらないでしょう。それぞれが高い意識を持って、この「座り方」を軽視せずに取り組んで頂ければと思います。

自宅での座り方について

会社だけではなく自宅でパソコンを操作する人も多いと思います。一昔前までは、独り暮らしのサラリーマンは自宅に帰ると、見る見ないに関係なく自然にテレビのスイッチを入れるという話を聞いたことがありますが、最近ではこれがパソコンやスマホ、そしてアイパッドのスイッチに替わっているようです。パソコンでもテレビが見られる機種も多いので、なおさらかもしれません。

日曜日に自宅でパソコンをしていて、腰や首を痛めたと来院する方がよくいらっしゃいます。

この方々の話を聞くと、自宅では会社で行うよりもリラックスした体勢で行っていることが多いようです。

たとえば、ベッド上に座りながら、あるいはソファーに座って膝の上に置いて、または、床に置いて寝そべりながら等々です。

自宅でも椅子に座るのであれば、座り方は、オフィスでの座り方と同様に考えます。もし、椅子を使わず、床の上で作業する場合は、図3

図 3-4　床にすわってのPC操作

低いテーブルで、操作する場合は、図のようにお尻の下に高めのクッションを敷くと、背筋が伸びて腰や首・肩の負担を軽減します。

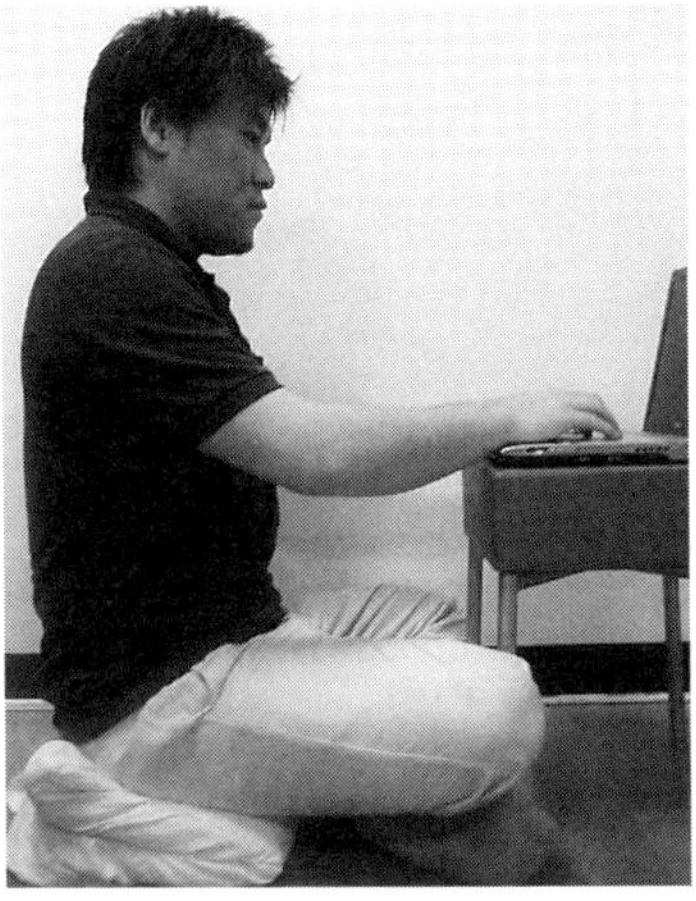

図3-5 座って仕事をするときのリセット法 〜3分リセットで腰痛、肩こり予防を〜

たった3分で終わるリセット法で、筋肉の癒着を防ぎましょう。

座るより立ったほうが楽にできます（立位のほうが、椎間板の負担が1．5倍少ない）。
※このプログラムは一般的なリセット法です。痛みや違和感がある方はすぐに体操を中止して下さい。

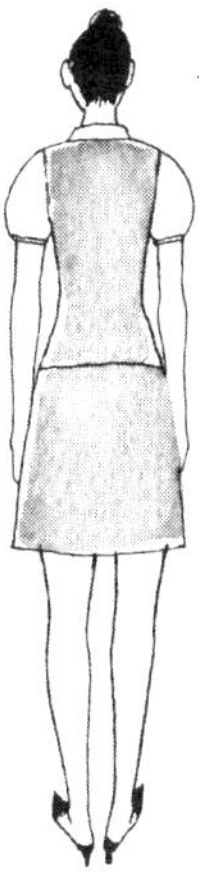

1．立つ
1時間に一度立ちます。

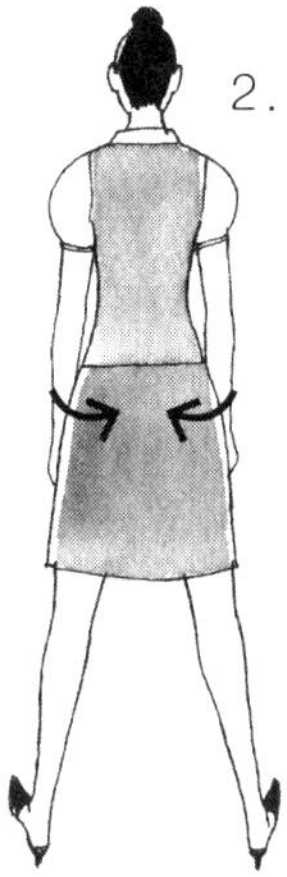

2．脚を広げ、お尻を締める
脚を肩幅分広げ、お尻を「きゅっ」と締めます。

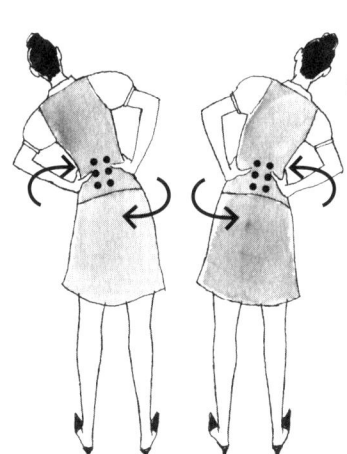

3．3点腰回し
腰の背骨の横を1カ所、両手の親指で強めに押さえます。横に体を傾けつつ、そのまま右まわり、左まわりとリズミカルに腰をまわします。これを上から順番に1カ所ずつ繰り返します（図の黒点左右計6点）。

－4のようにあぐらをかき、お尻の下に高めのしっかりとしたクッションを敷き背筋が伸びるようにするとよいと思います。

ただこの場合も、一時間に一回、図3－5でご紹介する座り方リセット法を実行うと、予防につながります。

椅子と座り方についての総括

以上、椅子と座り方を整理してみましょう。

1．椅子選びは大事
2．それ以上に座り方が重要
3．長時間同じ姿勢を続けないように時々リセットする

以上の三点を守るだけで多くの不定愁訴の予防になります。

また、そのためには個人レベルでの意識を徹底して対策を実行すると同時に、適正な椅子の選択や体操の導入など、会社や学校レベルでの一歩踏み込んだ姿勢対策が望まれます。

図3-6　椅子と机の上手な整え方

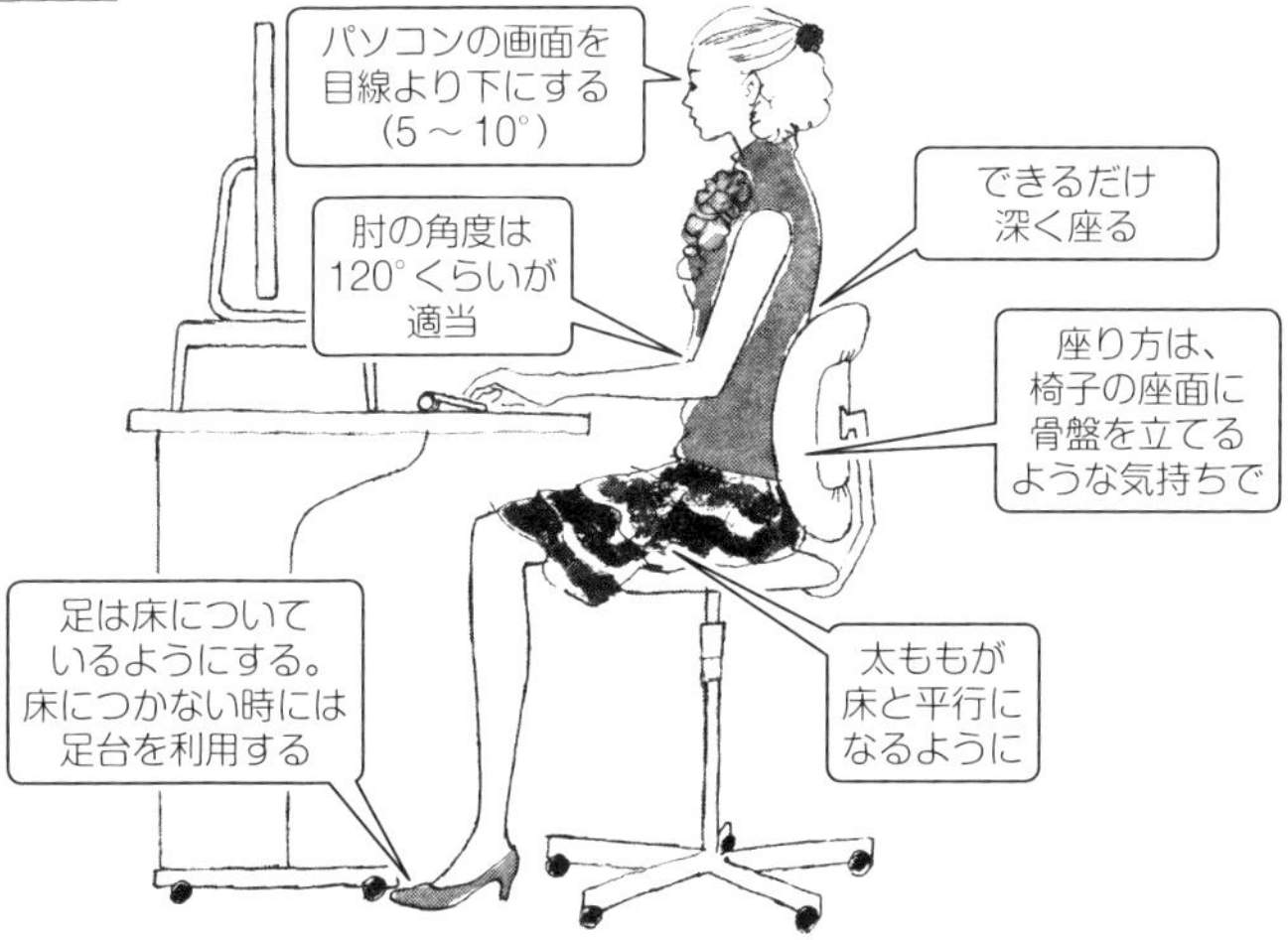
パソコンの画面を
目線より下にする
(5～10°)
できるだけ
深く座る
肘の角度は
120°くらいが
適当
座り方は、
椅子の座面に
骨盤を立てる
ような気持ちで
足は床についている
いるようにする。
床につかない時には
足台を利用する
太ももが
床と平行に
なるように

椅子と机の関係

パソコンを使用する時間がとても長くなっている現在の仕事環境では、「椅子と座り方」は多くの不定愁訴を語る上で、とても重要な問題です。しかし、これという「よい椅子」はなかなか見当たりません。

そこで自分自身でも椅子の研究をしてきました。そして、できれば「身体にいい椅子」を製作できないかと大手事務機メーカーに協力してもらい、たくさんの椅子に座らせてもらったり、椅子の専門家と定期的にミーティングを重ね、理想的な椅子のサンプルモデルは出来上がりました。

ただ、これを実際に商品として市場に送るには、資金の面などでまだまだハードルが高そうです。

買う側が椅子に対して持つ印象は、初めの座り心地にかかっていると言います。

残念ながら私の考えた「身体によい椅子」は、パソコンする体勢に合わせた身体によい椅子のため、どうしても第一印象の受けが悪く、いざ販売する時に、買う人にその場で受け入れてもらえるかどうかが問題になるようです。

椅子に関する話し合いをしていくうちに、ふっと思いついたのが「椅子と机の関係」です。会社では小柄な方から大柄な方まで様々ですが、一般的に市販の机は七〇~七四センチの高さです。一般的な大手メーカーのOAデスクの大部分は、高さ七〇センチです。

また、社内的に並んでいる机が高かったり低かったりしていては、見た目にもおかしいという固定概念があるため、机の高さを揃えているのが現状だと思われます。

最近、次のように、この「椅子と机の関係」が原因で出ている症状も多く見かけますので注意して下さい。

1. 小柄な方が、机が高いと思いながら使っているケース
2. 机に合わせて椅子を高くしているケース
3. 背の高い方が背中を丸めて机の高さに合わせているケース

右記の場合の基本対策として机の高さに椅子を合わせてほしいのですが、2の場合は足が床につかないケースが発生します。この改善策としては、足台を置くようにするのがいいと思います。3のケースでは背をかがめようとするため、身体をよじる「ボディースリップ」が生じがちです。気をつけましょう!

究極の「身体にいい座り方」（丹田座り）

一般的に見られる五つの座り方（76ページ）を大別すると、「反った腰」あるいはその反対の「腰を丸めた猫背」の座り方に分けることができます。

この「二大座り方」に身体が自然に様々な工夫を加えているのが、この五種類なのです。これらの座り方は痛みや違和感を拡散するために足を組んだり、頬杖をついたり、背中で座ったり、左右どちらかに重心をかけたり、肘から腕で支えたりして、どうにか長時間座っていられるのです。

ここで注目してほしいのは、これらの二大座り方は楽をしようとして、身体をどこかに載せているということです。皆さんもお気づきだと思いますが、人間が持っている重力に対するすばらしい構造をうまく使っていないのです。そのすばらしい構造というのが、次に取り上げる「骨盤アーチ」です。そのキーとなっているのが「丹田」です。

究極の座り方とは、この二大座り方の〝中間〟で座ることです。この座り方は、大きく開脚して椅子に座ると体験できます。戦国武将が出陣前に大股開きで背筋を伸ばして座っているイメージです。（図3－7）これがマスターできれば、腰筋や関節、そして内臓にも負担のない、究極のよい座り方が可能になります。

図3-7 丹田座り

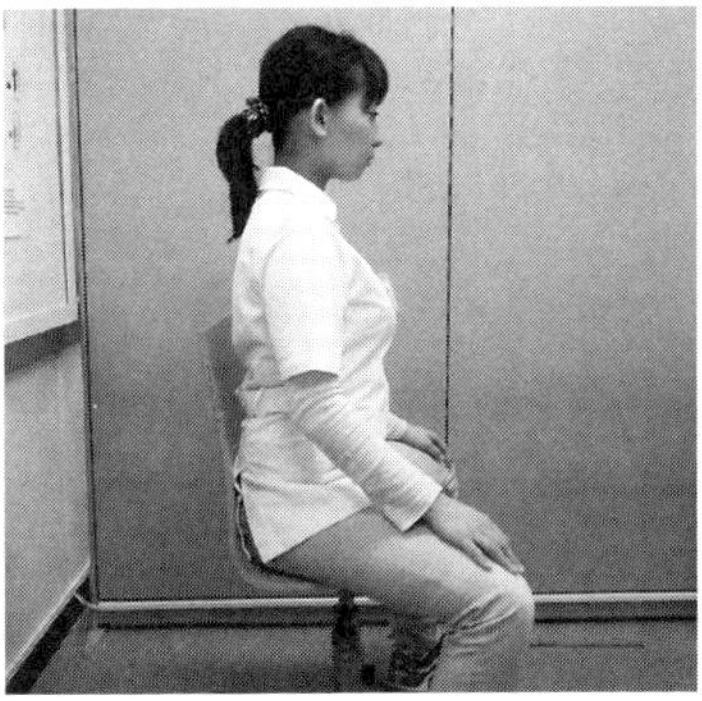

人間の骨盤とアーチ橋

ヨーロッパでよく見かけるアーチ橋をご存知でしょうか？　石でできた橋で、古くは紀元前に建築されたとされています。この構造を見ると、まさしく人間の骨盤を応用したのではないかと思えてきます。

しかし、その時代に人々が人間の構造に熟知していたとは考えられないので、おそらく強固な物をつくろうとしたら、「人間を創造した神様」も「紀元前の建築家」も同じ考えにたどり着いたと思ったほうが妥当な気がします。

それほど、この「アーチ橋」のつくりはすばらしいの一言に尽きるのです。

図3－8の写真は長崎にある「長崎眼鏡橋《ながさきめがねばし》」という日本の石造りアーチ橋のルーツとされているものです。橋ができたのは一六三四年とされていますので、今から三七〇年以上も前です。木の橋が洪水により流されていた頃にそれよりも強固な石でつくろうと、アーチ橋が完成したそうです。

人間の骨盤は、このアーチ橋のような構造になっています（図3－9）。橋をつくる時に最後にはめ込む真ん中の石を「キーストーン」と言います。

この真ん中の石を入れると、すべての石に力が伝わり、橋全体

図 3-8　長崎眼鏡橋

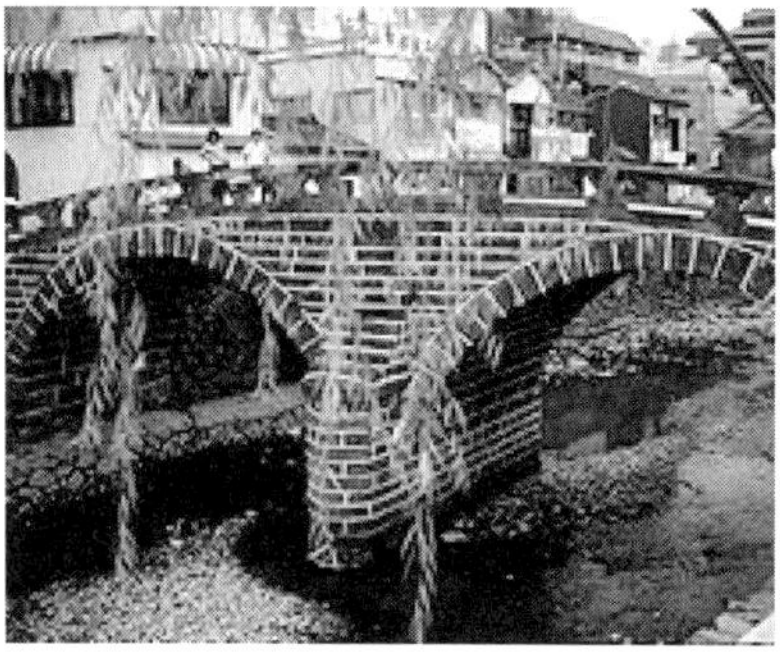

に浮遊する力が発生するのです。

この力が人間の仙骨と腸骨の関係にあたります。地面から伝わった力を足が受けて、膝から股関節そして腸骨へと伝えられた力を受け、最後にキーストーンである仙骨がその上の脊柱を持ち上げるよう働いているのです。その仕組みは「本当にすごい」の一言です。

仙骨と腸骨の関節を仙腸関節と言います。この関節はブーツ面と言われる関節面を持ち、しっかりと足からの力を受けて脊柱を支え、持ち上げているのです。まさしくアーチ橋と同じつくりです（図3-10）。

このアーチ構造を知ると、人間の身体に正常な軸が必要なことを理解して頂けると思います。アーチ橋の一端の柱を少しでもずらした状態を想像してみて下さい。ほんの少しずらしただけでも、橋は倒壊してしまいます。

人間の身体も同じで、正常な軸は、身体を無理なく支えられます。身体を持ち上げているからこそ、走ったり、飛んだり、跳ねたり、バレエダンサーのように身体を宙に浮かせることができるのです。

図3-9 アーチの原理

アーチ橋では、左右の柱から石を伝わり、真ん中にあるキーストーンを持ち上げる力が働きます。この力は重力に対抗しますが、もし左右の柱が少しでもずれたら、このキーストーンの上に向かおうとする力は失われ、橋は落下してしまいます。

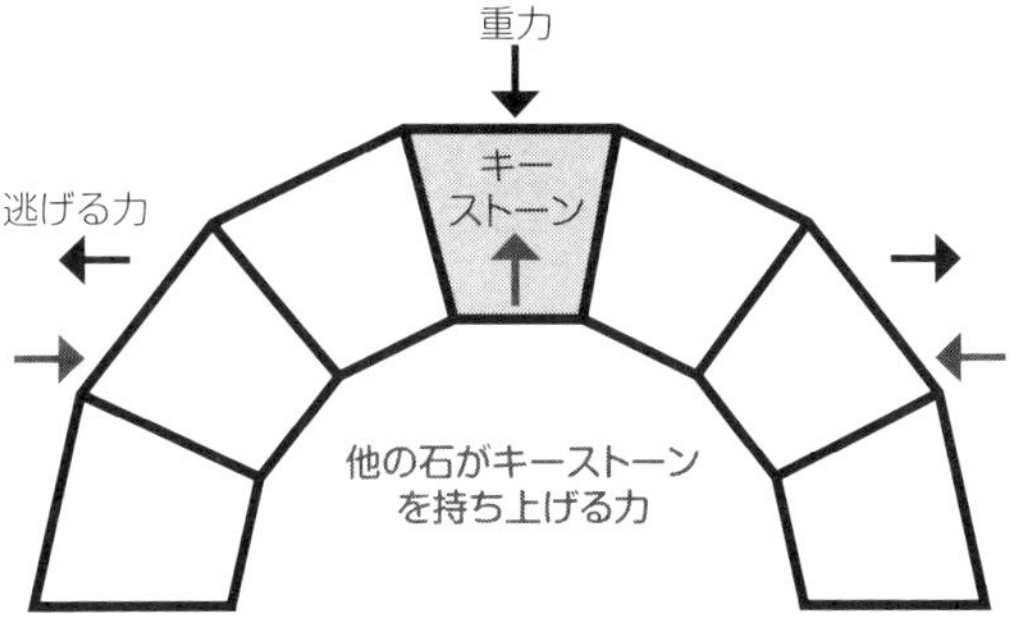

悪い姿勢を想像してみて下さい。身体の中で何が起こっているでしょうか？　せっかく持ち上げる力があるのに、それを利用せずに力んで無駄な力が入った状態になっているのです。筋肉を緊張させているわけです。

また、その筋肉に力を入れていると疲れるため、「ダラーン」とした格好になってしまいます。身体を支えていられないので、電車の中で背中を丸めてつり革にぶら下がったり、地べたに座り込んだりするのです。

その時は、無駄な力を身体のどこか（内臓やら関節やら）に載せています。そして、徐々に負担をか

図 3-10　a. 仙腸関節とブーツ面を横から見た図（横断面図）

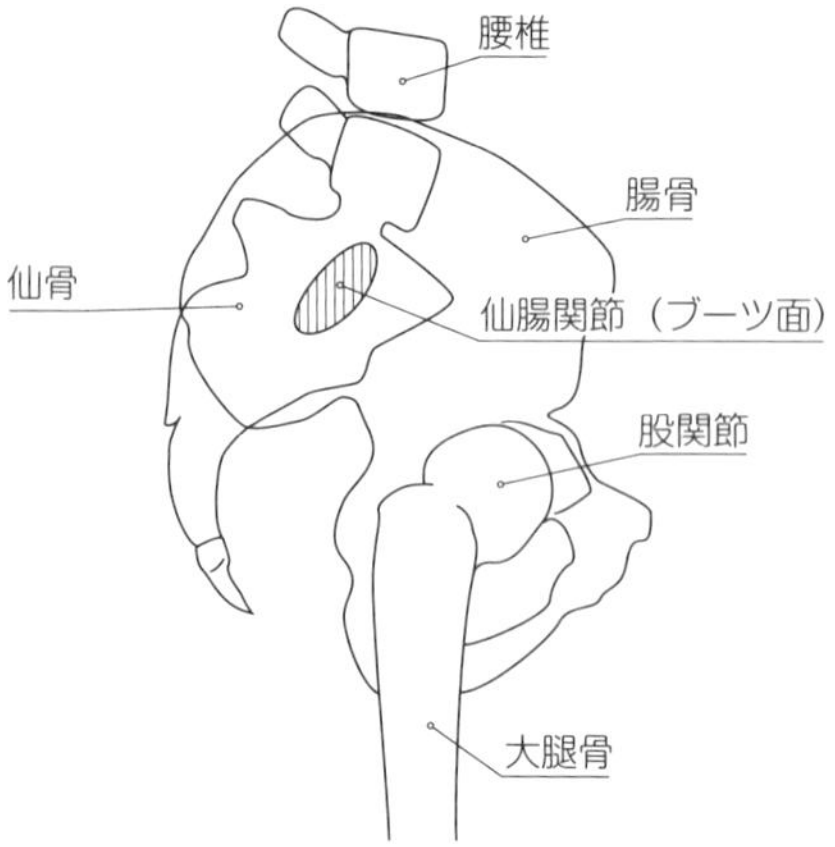

b. 仙腸関節を前から見た図

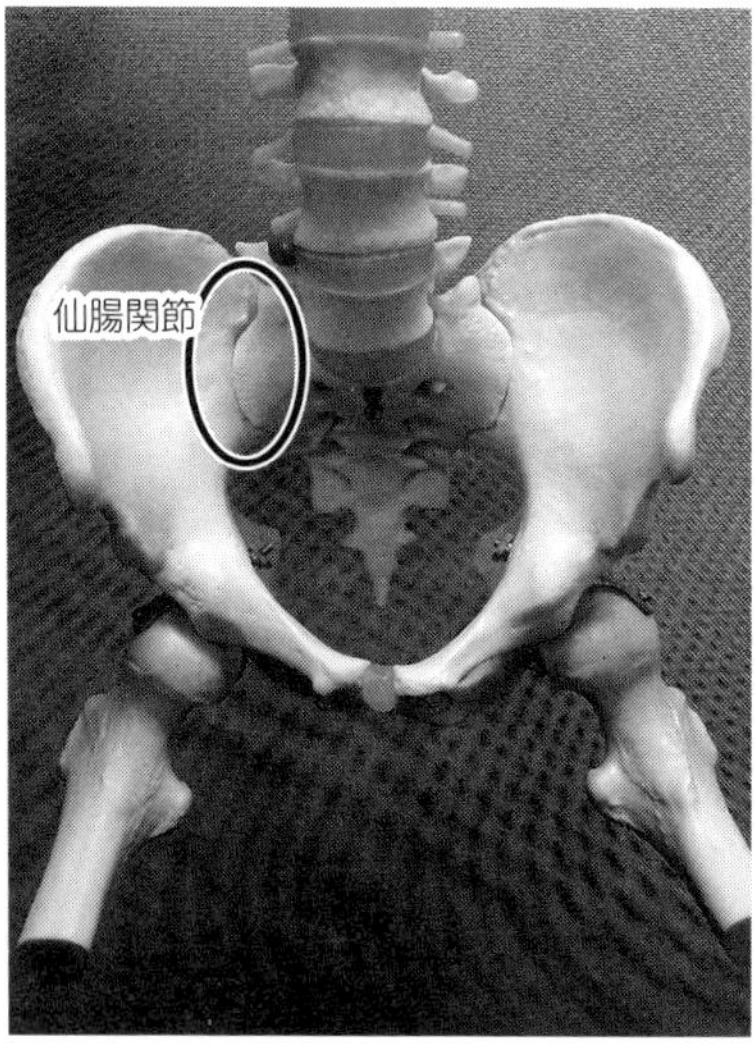

けて血行障害や機能障害を生むのです。

　フランスのあるアーチ橋は年間数ミリずつ傾いていて、二〇〇〇年後には倒壊すると言われています。人間の骨盤構造においても同じことが起きるような気がしてなりません。

　日頃治療に当たっていると、最近は若年化が進んでいることを感じます。巷《ちまた》でも、立っていられずに座り込んだり、背中が丸くなった若者をよく目にします。その姿勢が身体にどのような影響を及ぼしているのかを、大人（親）は子供たちに伝えていくべきだと思います。

図 3-11　地面から受けた力が腰椎を浮遊させる力に

地面からの力は足を経由して股関節に伝わります。この左右の股関節からの力は左右の仙腸関節に集まり、この仙腸関節ブーツ面で受けた力は腰椎に対して浮遊させる力に変わります。もし、股関節からの力が正常に伝わらなかったらどうなるでしょうか？（ヒトはこの時に足の付け根に痛みや違和感を感じています。）想像してみて下さい！

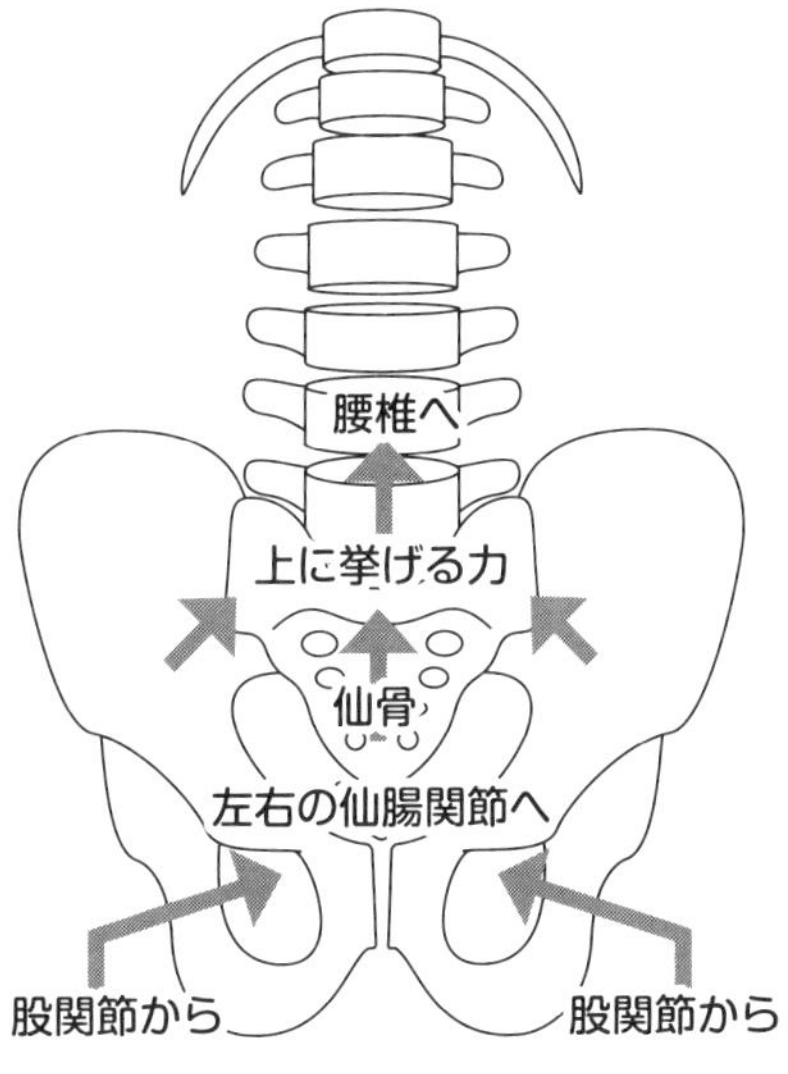

コラム③

データで見る日常的な習慣

患者さんの日常的な習慣

日常的な習慣と身体の機能的障害との関係を客観的に評価するためにアンケート調査をとってみました。

ＫＩＺＵカイロプラクティックでは、初めて見えた患者さんに日常的な習慣について尋ねています。以下の図③-1にあるのが、四五五二名の患者さんから得られた日常的な習慣です。この習慣は、身体の機能的な障害を評価する上で無視できない要素なのです。

ここで注目したいのは、デスクワークと脚組みについてです。

来院する方は、オフィスワーカーの他に、主婦、高齢者、学生、子供がいますが、この表にあるデスクワークを日常習慣としていると答えた人が六五・三パーセントという数字は、オフィスワーカーの割合そのものと言ってもよいと思います。

脚を組むのは、オフィスワーカーの他にも、主婦、学生、最近では子供にも見られる現象です。この四一・五パーセントという

図③-1 不定愁訴のある患者さんの日常的な習慣

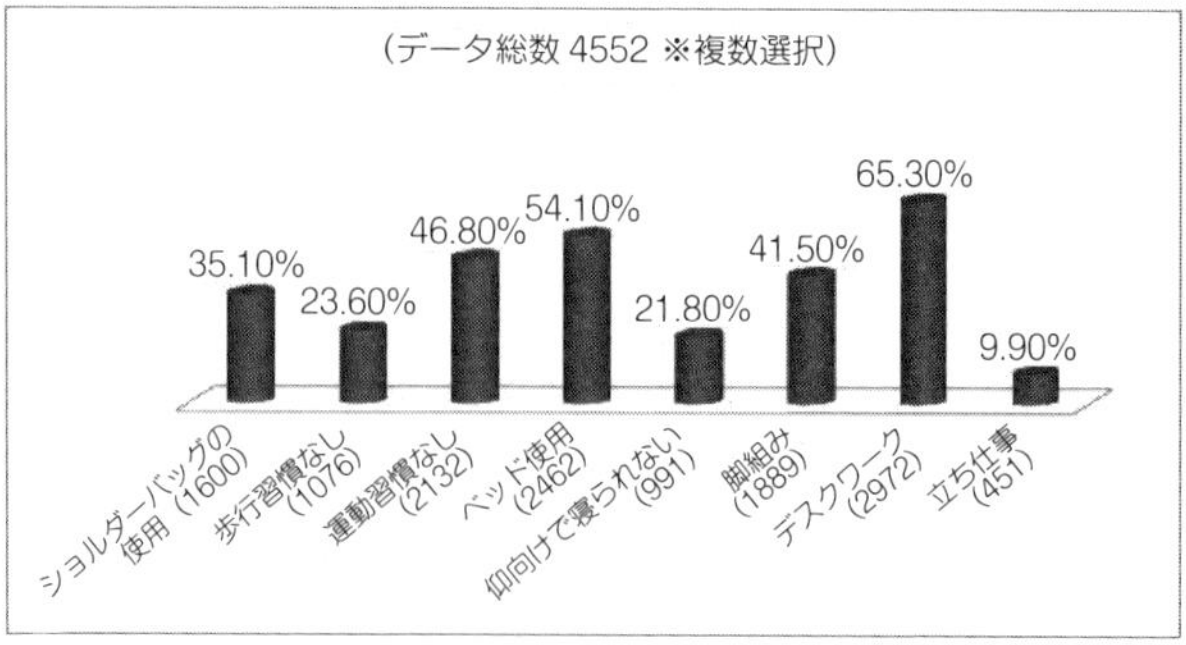

COLUMN

数字は、とても高い数字だと思います。男女比では、五パーセントほど女性が多くなっています。

これは柔軟性の問題も大きく、男性は、股関節が硬いためにできない人もいます。しかし、女性で柔軟性はあるけど身体の軸が定まっていないという人も多く、それが骨盤を歪ませる要因にもなっています。

また、ショルダーバッグをよく使用する人の割合（女性四七・五パーセント、男性二〇パーセント）も、なるほどと思えます。女性には首から肩の症状が多いのですが、このショルダーバッグによる問題も見逃せません。

ＰＣ使用と身体の不調の実態

次に、マウス症候群に対するアンケート調査をしてみました。

院内では合計一三八人の方からアンケートをとることができました。

アンケート対象者はオフィス街で働くパソコン使用者であるため、年齢的には自然に三〇～四〇代を中心にご協力頂いた結果となりました（図③－2）。

ＰＣ使用歴は、平均一五年以上の人が約半数に迫りました（図③－3）。これは、日本橋というオフィス街ならではの場所柄もあるかと思います。一五年以上前というとウィンドウズ95の発売直後です。

使用時間については予想通り七時間から一〇時間に集中しています（図③－4）。この時間は就業時間の大半ですね。しかも、一〇時間以上の人が一七パーセントという数字には少し驚きです。

この数字は、皆さんが身体に無理をさせていることを実感できる数字ではないでしょうか？

マウスについての調査結果（図③-5a、b）からも、位置は右側で、通常のマウス（普通サイズ）を使っていることがわかります。

これは仕事の効率という面で使いやすかったり、あるいは慣れということも考えられます。

左手であれば使いにくいし、かなりの訓練が必要になります。仕事で使う以上、左手でマウスを使う訓練をする時間はもったいないし、非効率ということかもしれません。

図③-2 **年齢層**

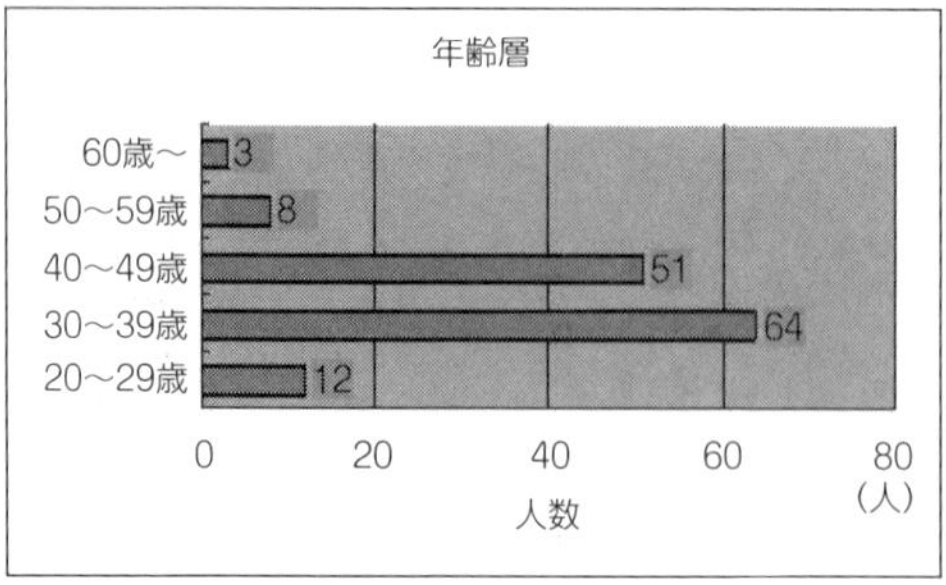

図③-3 **PC使用歴**

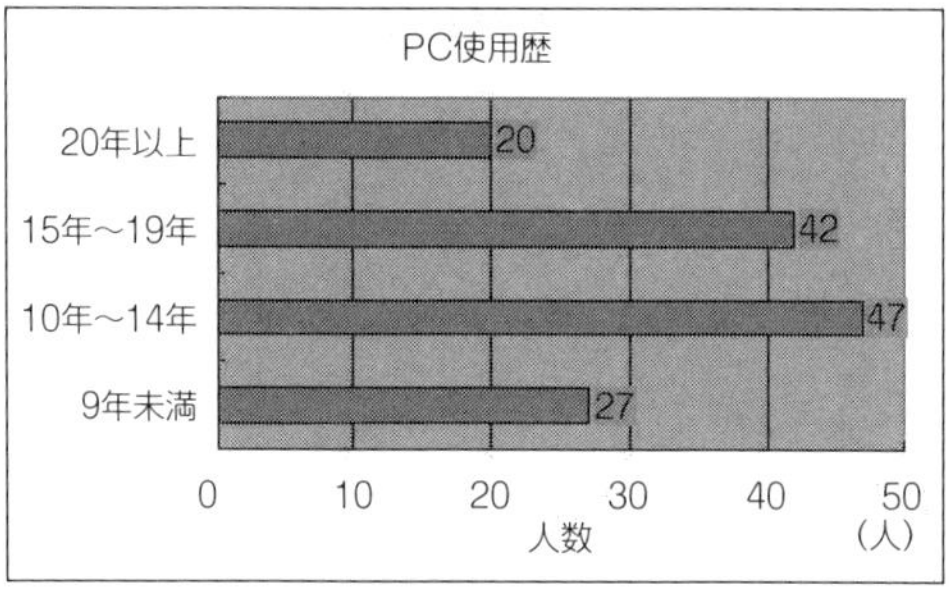

図③-4 **PC使用時間（平日1日平均）について**

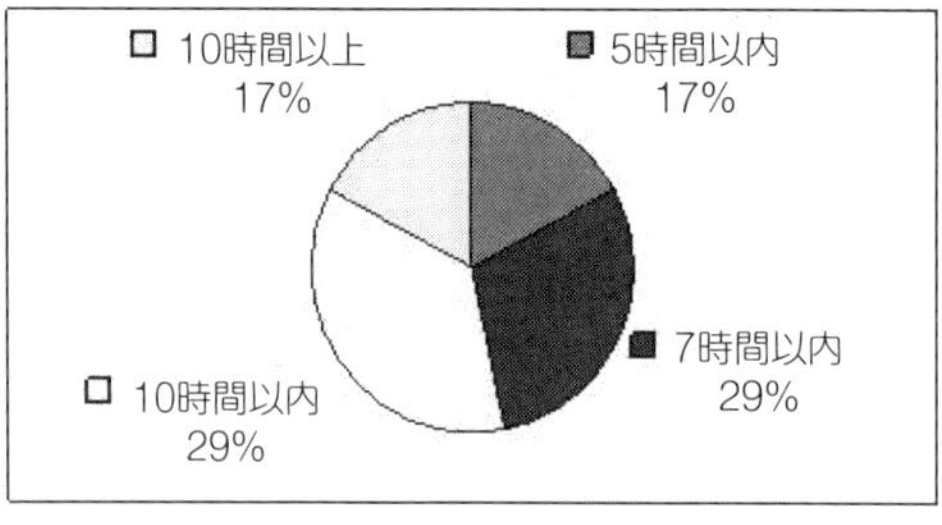

COLUMN

座り方については興味深い結果が出ました（図③-6）。図には表していませんが、男女別に調べてみると、女性はチョコン座りが多く、男性は背中座りが多いことがわかりました。

椅子の座面の奥行きとの関係上女性がチョコン座りをしてしまうのは仕方ないかもしれません。「座り方について」については、本章で解説しています。

また、この中で「普通に座る」という回答が、「深く腰かける」と合わせて二人にもならなかったのは、

図③-5 a. 使用する手

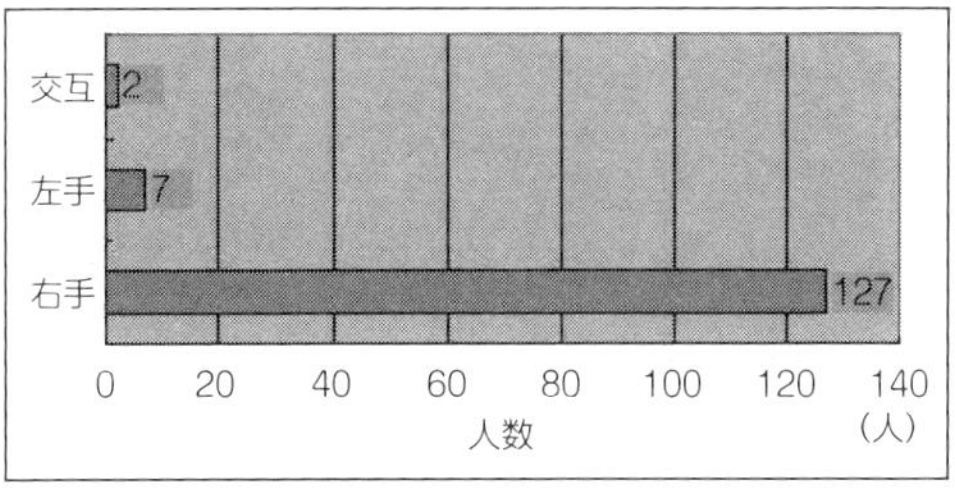

b. マウスの種類

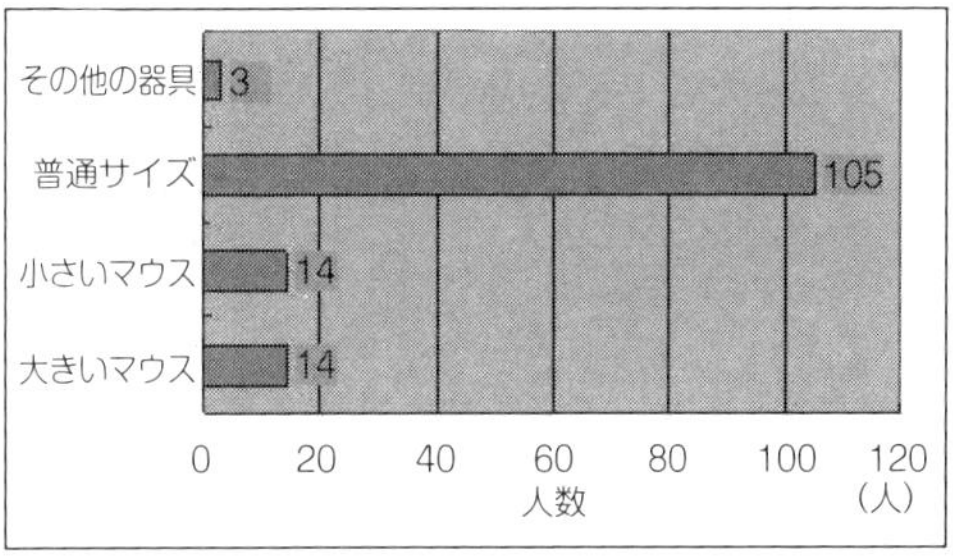

図③-6 座り方について

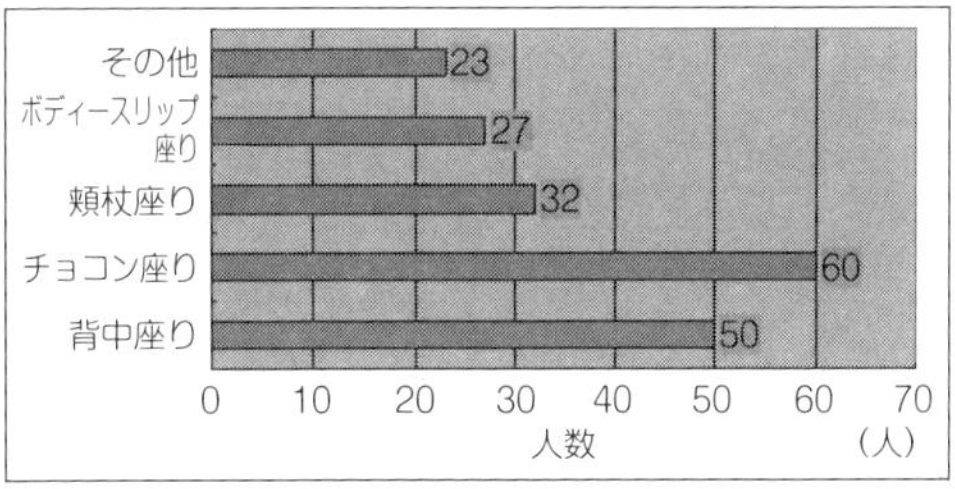

座り方について重要性を認識する結果となりました。

マウスの位置に関しては新しい試みで、今まであまり重要視していなかったのですが、最近、肘や手首の問題で来院する患者さんから多いことから調査してみました（図③－7）。

マウスが身体に近いという状態は、チョコン座りをした場合に起こりがちです。
また、背中座りでは中間以上に離れた場所にマウスを置く傾向があります。

図③－8は画面の位置についての調査です。この結果は、予想に反していました。「右側」か「左側」で画面を見ている人が多いと思っていましたが、「正面」がダントツでした。

おそらく右か左に置いていると、身体が痛かったり、辛かったりしたからではないでしょうか？

仕事の効率を考えて、正面に置くことになったのではないでしょうか？

最後にＰＣを長時間使っている

図③-7　マウスの位置

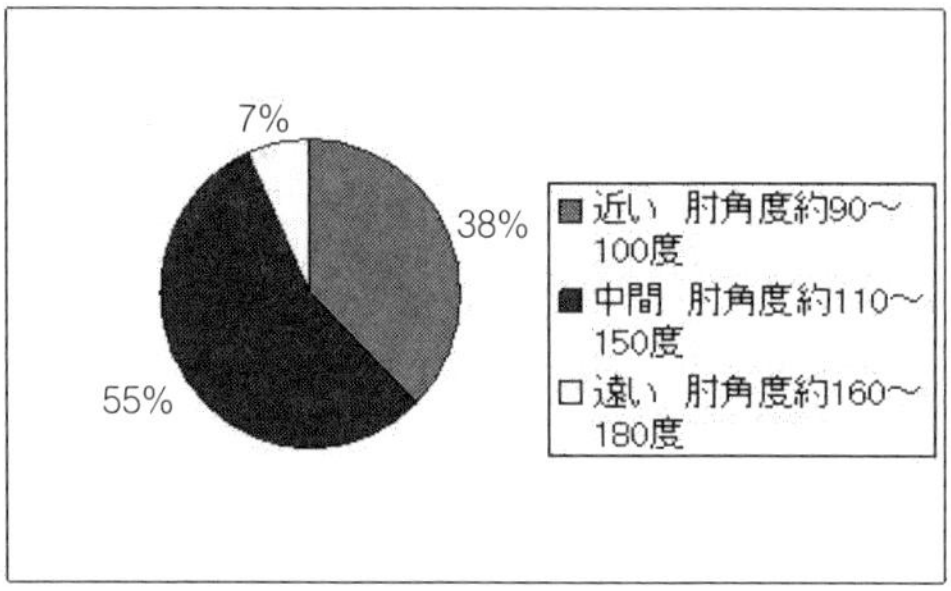

図③-8　画面の位置

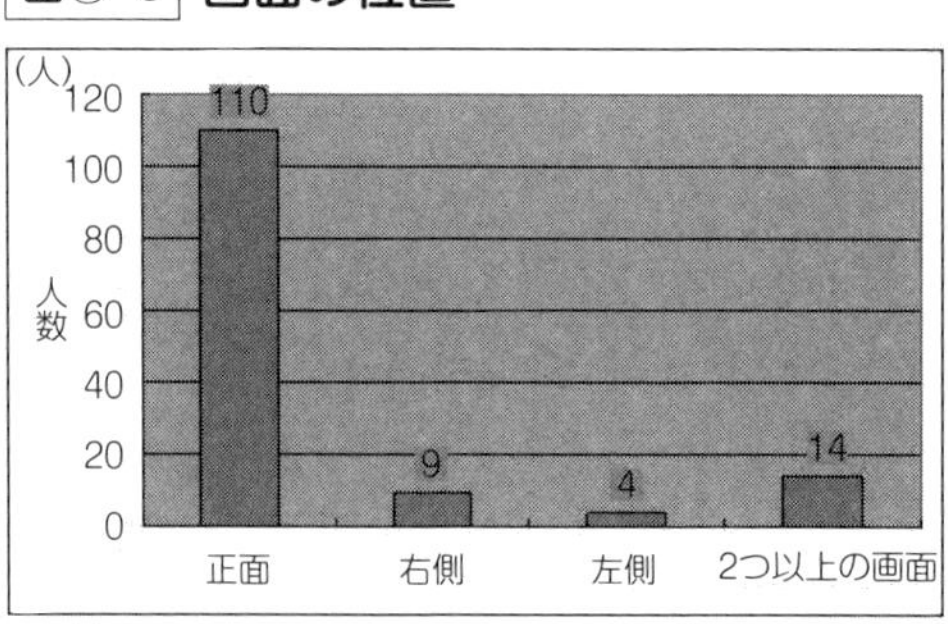

COLUMN

時に感じる痛みや違和感についてのアンケート（図③-9、10）ですが、七割以上の人がこういった不調を感じています。その部位を見てみると、最初に辛いと実感するのは首や肩で、直接的に腕や手の痛みや違和感をおぼえることもあり、次のステージで（時間が経過したり、無理をしたりすると）腰や背中にトラブルを生じ、さらに無理をすると、頭や目にくるのではないかと推測されます。

図③-9　PCを長時間使用していると身体のどこかに痛みや違和感がある

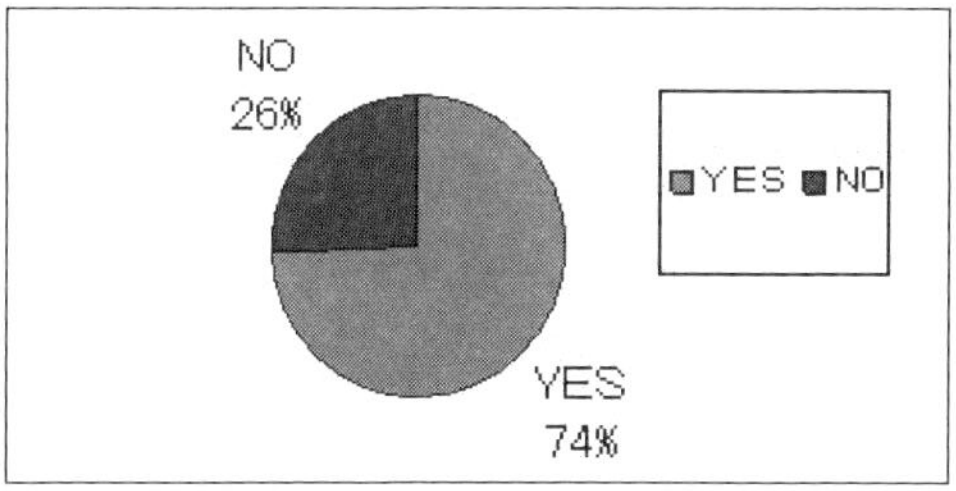

他のグループの調査データ

痛みに敏感であり、現に苦しんでいるKIZUカイロプラクティックの患者さんだけでは正確なデータは揃わないかと思い、別の施設でもアンケートをとりました。

ご協力頂いたのは、銀座にある「よしき皮膚科クリニック」です。院長の吉木伸子先生は、患者さんの声に耳を傾け、その患者さんにあった治療を心がけているすばらしい先生です。皮膚疾患は薬に頼りがちですが、身体の内側からも変えていく必要があると、真剣に取り組んでおられる、信頼できる医師です。

その皮膚疾患に苦しんでおられる患者さんを対象にアンケートのご協力を頂きました（対象者は六一名で、女性五七名、男性二名、二名未記入）。

皮膚科の患者さんのためか、対象者はほとんど女性になりました。

図③ -10　a. 一番気になる部位

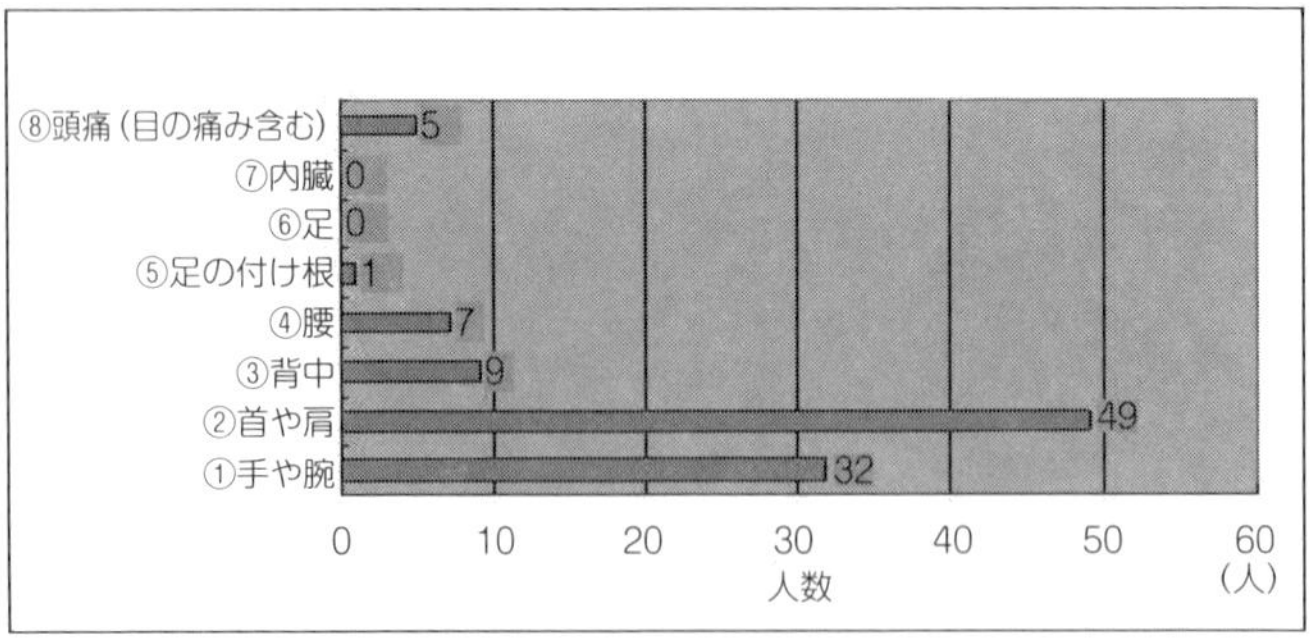

b. 二番目に気になる部位

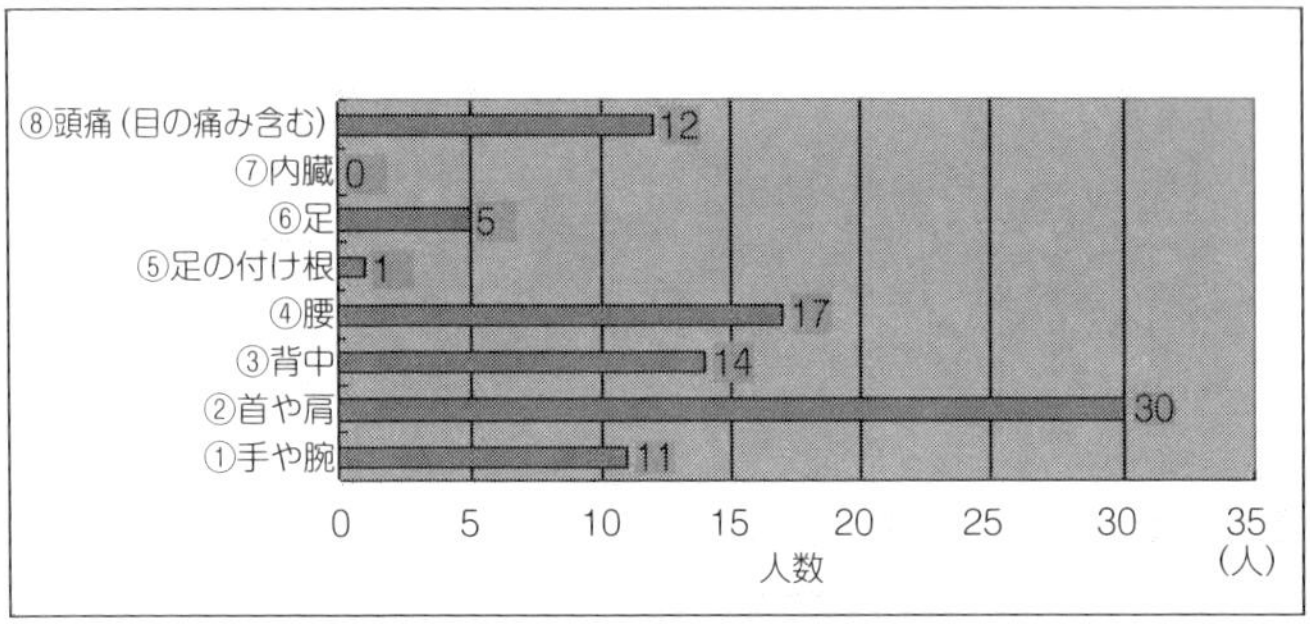

c. 三番目に気になる部位

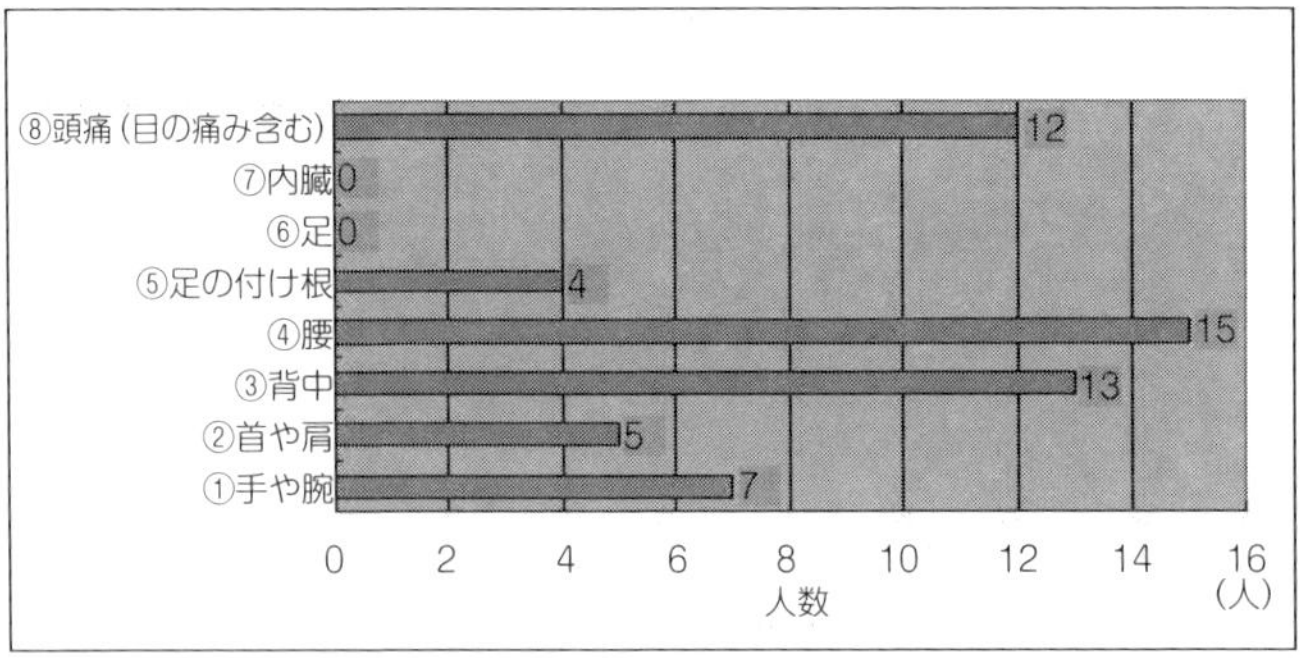

COLUMN

年齢層も二〇代～三〇代と、KIZUカイロプラクティックに来院される方より一回り若い世代に当たります。

●結果

1．PC使用期間は一〇年から一五年で、一日の使用時間も七時間と少し短いようでした（それでも長いですね）。
2．座り方はチョコン座りと背中座りが多く、脚を組むことも多い。
3．チョコン座りのため、マウスの位置が近くなる。
4．症状はなんと九八パーセントの人が感じていて、首や肩、次に目や背中、そして手や腕の順でした。

●分析結果

皮膚科に通われる女性たち（二〇～三〇代）はパソコン使用期間がKIZUカイロプラクティックの患者さんより五年は短い印象であり、一日の使用時間も二～三時間は短いようです。座り方は女性に多いチョコン座りに加えて、背中を丸めて脚を組む姿勢が多いようです。

座り方によってマウスの位置が決定するので、チョコン座りによりマウスの位置が近くなっている状態が多く見られました。

表われる症状もその座り方が反映している気がします。首や肩に力が入り、目と画面の距離が短くなるので目が疲れやすくなるのかもしれません。

第4章

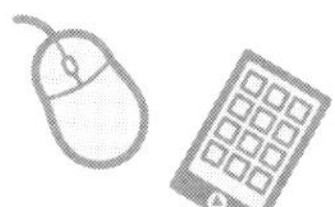

毎日の姿勢、癖をチェックしてみよう

人は癖に気づいていないもの

ここまでPCやスマホによる障害を様々な角度から検証してきました。ここで皆さんに、パソコン使用時の姿勢のチェックを行って頂きます。

身体の歪みを観察していると、その人の身体の使い方がわかるものです。

例えば、肘をついてPC作業をしていると思われる患者さんに「いつも左肘を机に載せて頬杖をついてないですか?」と聞くと、患者さんはうーんと考え、「たぶんついていないと思います」と回答したりしますが、次回いらっしゃった時に聞くと、「先生、やっぱり肘をついてました」と報告されたりします。つまり、訊ねられて初めて自分の癖に気づくことも珍しくはないのです。

もしこの方が、「やはり肘はついていなかったです」と答えられた場合は、「では、もしかしたらショルダーバッグをこのような持ち方で持っていませんか?」と尋ねるかもしれません。身体には、その人の日々の使い方が反映されているのです。

気がつかないうちに色々な格好をしたり、自分がとりやすい姿勢、持ちやすい姿勢をする、という風に身体を無意識で使っています。集中して仕事をしたりしていると、意外なことを何気なく行っているケースも珍しくありません。

このように、毎日、知らず知らず、行っている習慣が徐々に身体に影響を及ぼしていきます。そこで、日頃のPC使用中のご自分を思い出して、姿勢チェックをしてみましょう!

パソコン姿勢をチェック

まず、次の一八問の項目で現在のパソコン姿勢をチェックしましょう！

1. 身体の正面にパソコンが位置していない
2. 毎日五時間以上パソコンを使う
3. 自宅では低い椅子や床に座ってパソコンを使用することがある
4. 足、お尻、腰、背中、首、肩、頭の部位のうち、どこか一ヶ所でも痛みや凝りが二、三日続くことがある
5. 両腕をまっすぐ上に挙げてみてどちらかの腕が耳につかない、もしくは首や肩に痛みがある
6. パソコン作業をする時に、つい脚を組んでしまう
7. キーボードの手前に書類を置き、キーボードが遠い
8. 画面が目線より上にある
9. パソコンを使いながら、電話を耳と肩ではさむ癖がある

図4-1　こんな癖には注意

a. 電話を耳にはさんでマウス操作

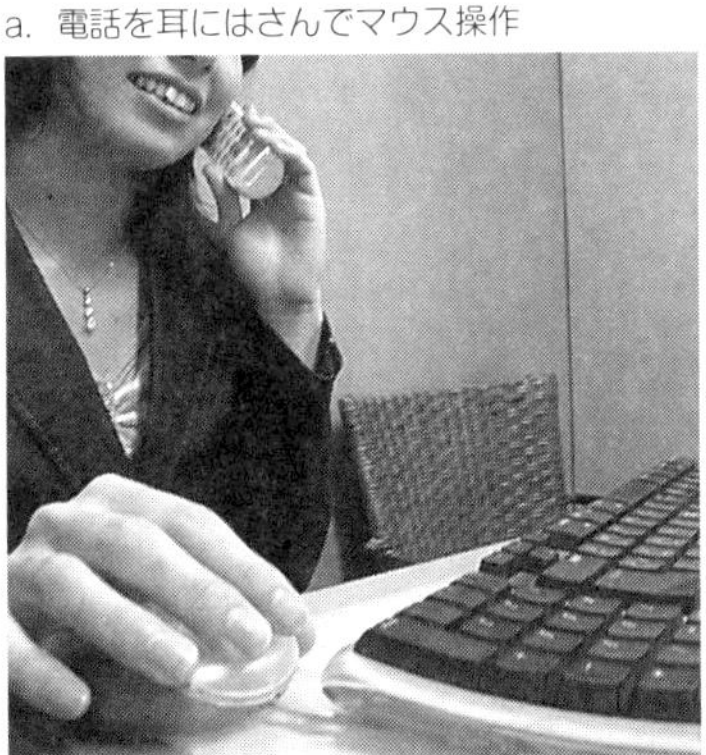

b. デスクに肘をつき、頬杖をつきながらマウス操作

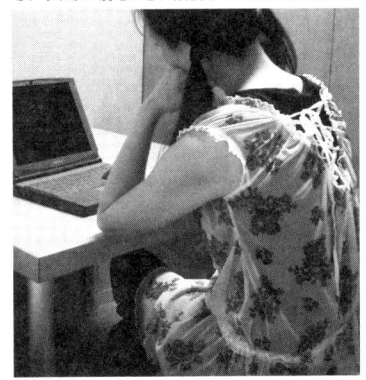

10. 気がつくと、背中を丸めてパソコン作業をしている
11. 便秘・下痢に胃の痛みなど消化器系の問題が出やすい
12. 目が疲れやすく、頭痛・めまいがよく起こる
13. 仰向けで寝にくい、もしくは寝られない
14. パソコンの使用により手首や指に痛みや違和感がある。（腱鞘炎も含む）
15. 一日三〇分以上歩いていない
16. 歩いているとスカートやズボンがまわることがある
17. チョコン座り・背中座り・ボディースリップ座り・頬杖座り・スフィンクス座りのどれかをしてしまう
18. マウスを使っていると、指・手・肘に違和感や痛みがある

さて、これらの項目のうちいくつ当てはまりましたか。結果の評価を解説しましょう。

〇～一個

まったく問題ありません。もし日頃から運動習慣があれば、様々な障害の予防になっています。

二～五個

多少問題がありますが、時々休憩しながら仕事できればいいと思います。後述する予防法を実践して

下さい！

六～八個

会社でも時々体操して疲れを次の日に残さないようにして下さい。

痛みがある場合は注意！

九個以上

ＰＣやスマホによる障害が進んでいる可能性が高いです。痛みがある場合は早めに専門医・カイロプラクターにご相談を。

パソコン、スマホによる障害の予防法とリセット法

さて、これまでお話しした障害の予防策をできることから実行し、日々の姿勢に反映させていきましょう。

予防法の重要なポイントは大きく三つに分けられます。

1. 椅子と机などの環境を整え、座り方を見直す
2. 次の日に身体の歪みを残さないように、リセットしておく
3. 日々、身体の軸を意識する

この三つを順に、図とともに解説していきましょう。

椅子と机、座り方のチェック

椅子と机の選び方、座り方は、マウス操作ではとても重要です。これは第3章の「椅子と座り方についての検証」を参照して下さい。パソコンの位置は図4‐2を参考に、身体がパソコンの正面を向くようにして下さい。

身体の歪み防止のリセットを

すべての関節には軸があります。その軸が崩れると機能障害を起こし、痛みやしびれの原因になります。そこで重要になるのが「軸のリセット法」です

ここでは、軸のリセット法を含め、マウス症候群でよく見られる機能障害を防ぐ予防法をご紹介します。指から手首、肘から手首、首と肩、背中、腰と股関節、腰、足のリセット法です。筋肉の癒着を改善する方法、むくみを改善する方法も、合わせてご

図4-2 パソコンの位置について

a. 身体が正面を向いていると，頭の位置が下半身の真ん中にきます。また，左右の肩のラインもそろっています。

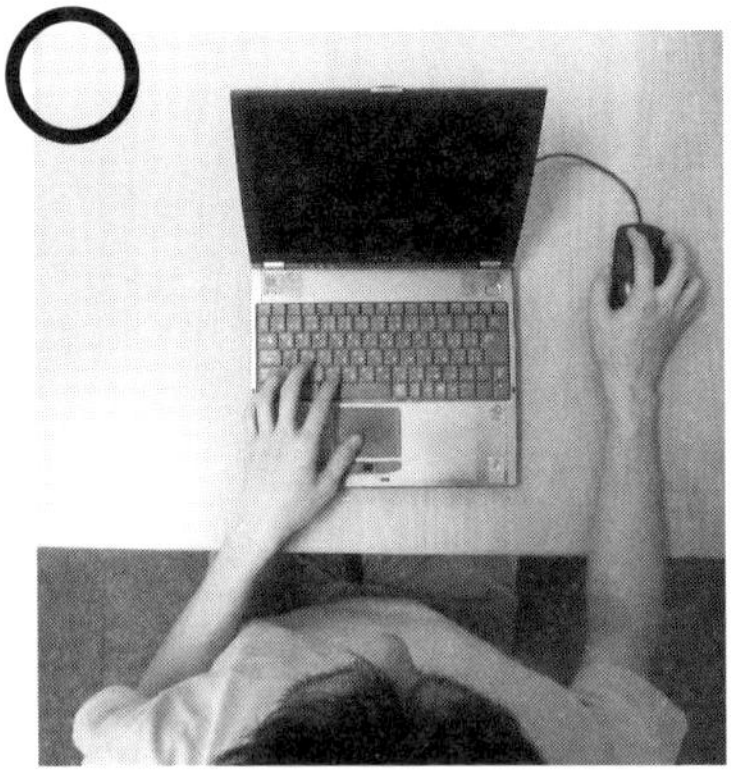

b. 身体がボディースリップしているので、頭の位置が下半身の右側に位置しています。また、左右の肩のラインも崩れ、右肩が前方へ傾いています。

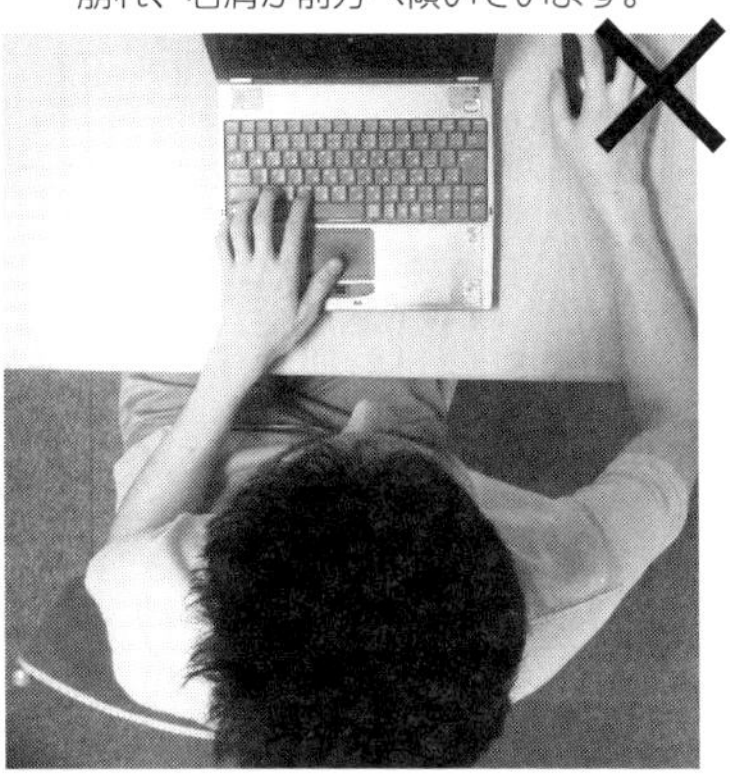

紹介します。

①指～手首（図4‐3）

手首から指にかけては、第2章でもお話ししたとおり、マウスを使っている親指と手首の連動が大きく影響しています。

この筋肉を日頃からマッサージ＆ストレッチをして、筋肉の癒着が起こらないよう、次の日までにリセットしておきましょう。

マウスを握る際には親指の付け根付近の筋肉、短母指屈筋（22ページ図1‐3、24ページ図1‐4参照）を使いますが、この筋肉を使いすぎると親指から手首への障害につながっていきます。

特に、両手でグーチョキパーの「パー」をした時に、マウス使用側の手の親指が開きにくい場合に行うと効

図4-3　〈指～手首軸のリセット法〉①指～手首

a．指～手首のリセット

親指の根元の膨らんだ筋肉をよく緩めます。左手で軽くこぶしを作り2～3分マッサージ。会社でもできますが、自宅での入浴の際、お風呂のお湯の中などで温めながら行うと効果的です。

※じっとしていても痛みがある場合は炎症の可能性が高いので、痛みが引くまでは患部を冷却し専門医に相談する。

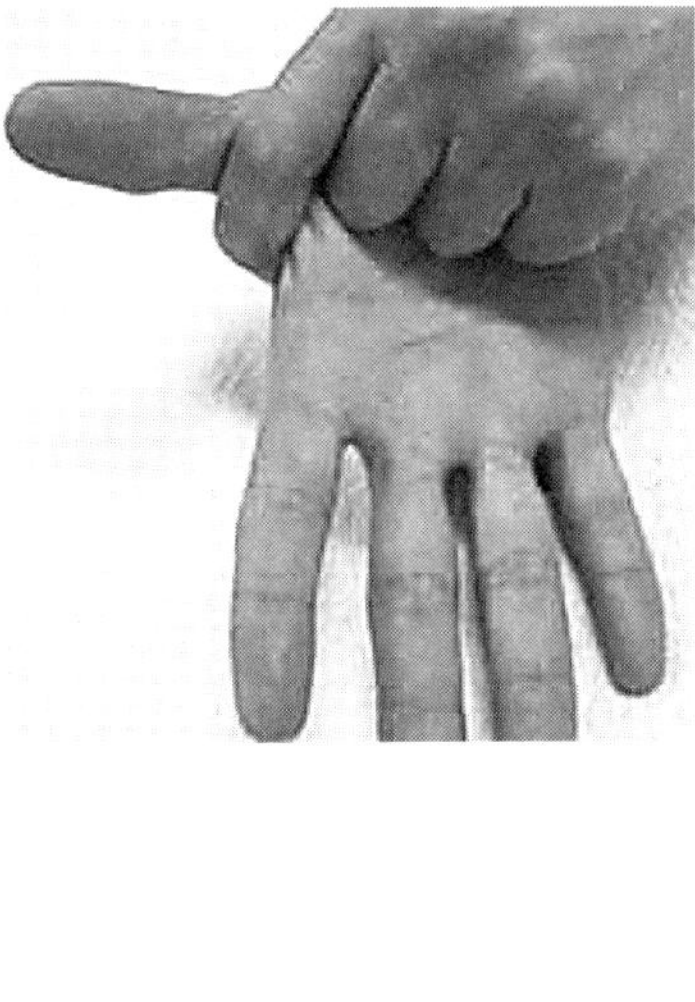

b．指～手首のリセット

親指の根元に左手で写真のようにストレッチします（指先から伸ばすのではなく親指の根元から伸ばすことが大切です）。ａで緩めた筋肉を伸ばして親指が開くように、痛みが出ない程度に無理なくストレッチします。お湯の中などで温めてから行うと効果的です。

※固まっている筋肉は伸びにくいので、無理なく徐々に行って下さい。

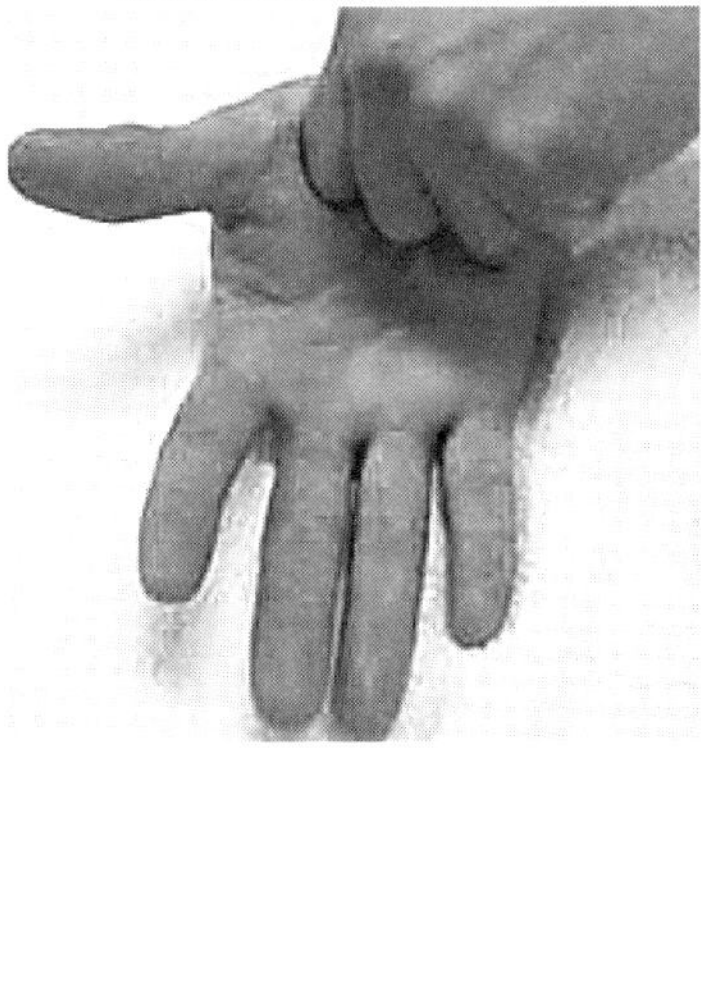

果的です。

②**肘から手首**（図4‐4）

マウスやキーボードの使用時は、肘から手首にかけての部分を捻って使っています。

肘から手首にかけては、常時内側に回旋させているので、まるで「雑巾を絞る」ような状態にさせられているのです。

その時に緊張している筋肉をマッサージして、この回旋と逆の回旋を加えることによりリセットできます。

③**肘から手首**（筋肉癒着改善 図4‐5）

肘から手首の筋肉の癒着を改善する方法です。痛みやしびれが出ないよう仕事の合間にも行って下さい。

④**首と肩**（図4‐6）

首から肩にかけての機能障害は、第

図 4-4 〈軸のリセット法〉②肘から手首

a．手首～肘のリセット（1～2分）
腕の背部を、肘から手首にかけてゆっくりマッサージします。中央のラインと小指側のラインを行うと効果的です。

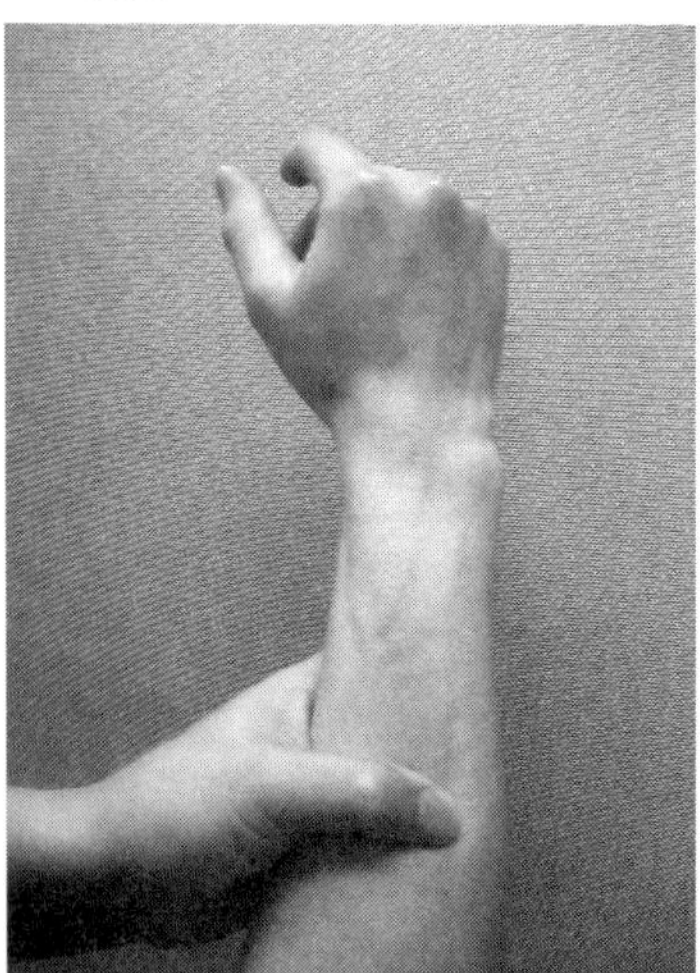

b. 手首～肘のリセット（1～2分）
反対の手で、先ほどマッサージした部位を強めに押さえて、少し抵抗を加えるようにして、手首～肘にかけて外側に回旋させていきます。
※この時、延ばした方の指は手のひらで「大きめの泡」を包んでいるようなイメージでリラックスして行いましょう。

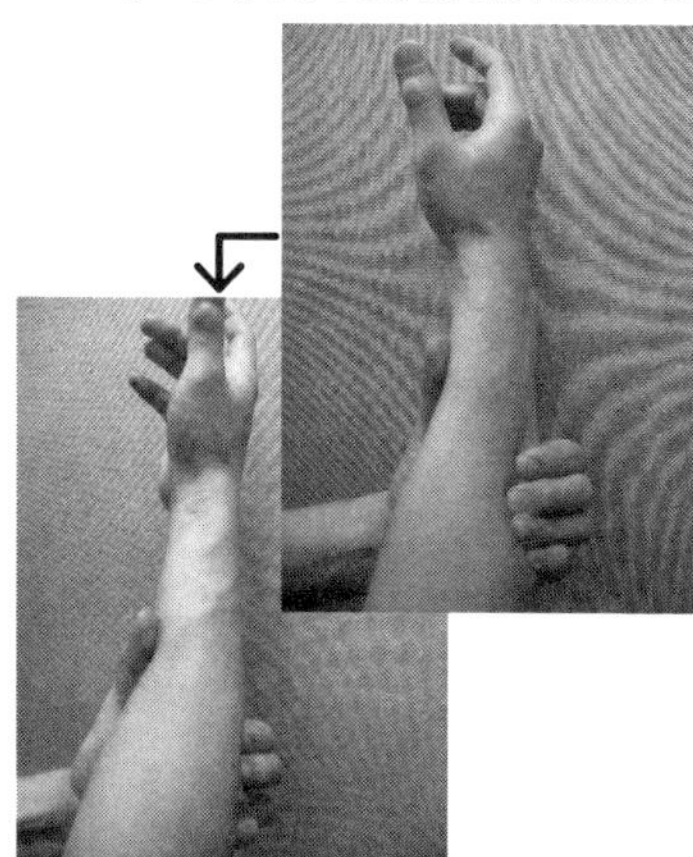

図 4-5 〈「筋肉の癒着」改善法〉③肘から手首

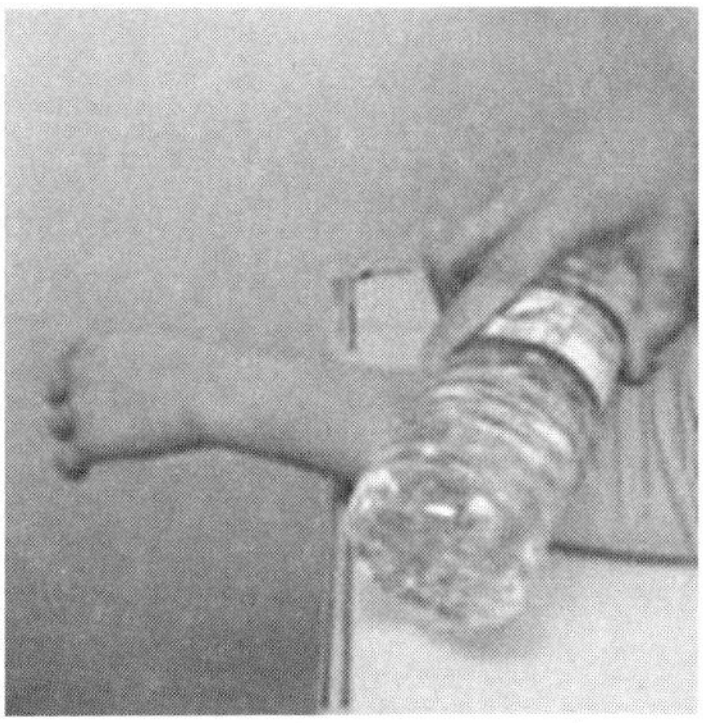
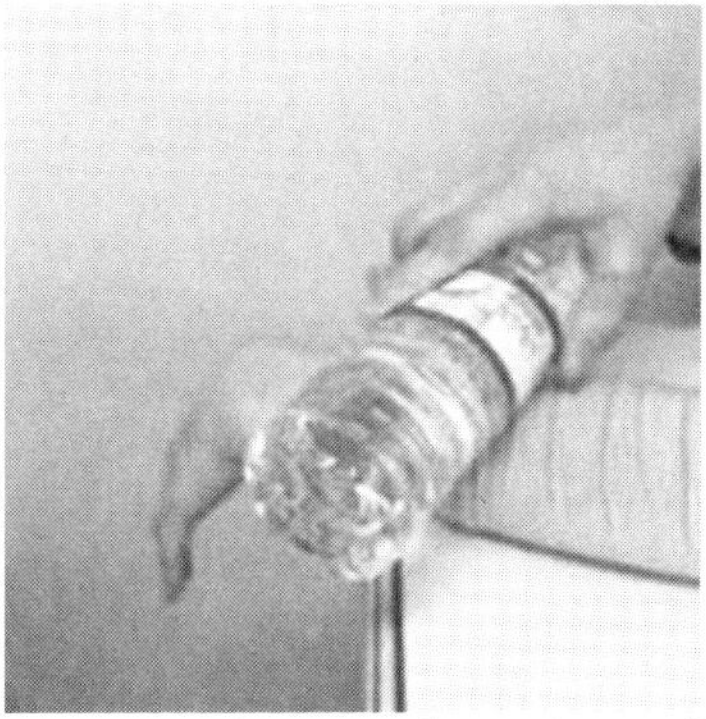

腕を軽く前に伸ばし、肘から下を机の上に置きます。手首から下はデスクの端からダラーンと垂れ下がるようにします。その手首を上下に軽く動かしながら、反対の手でペットボトル（食品用ラップフィルムの芯でも可）を持ち、肘から手首にかけてさすります。痛みやしびれが出ないように、筋肉を軽くマッサージするつもりで行って下さい。（1 ～ 2 分間）

図 4-6 〈ストレートネックのリセット法〉④首と肩

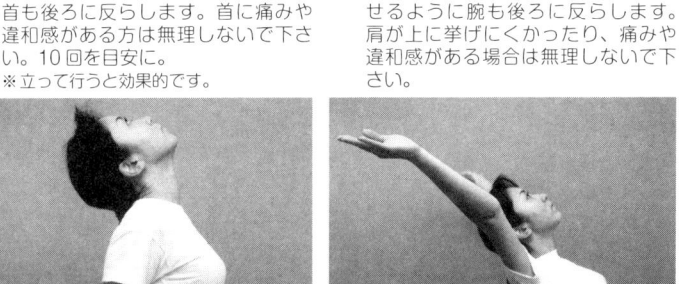

a．首・肩のリセット（5～10 回）
肩甲骨の間の筋肉を収縮させるように胸を反らしていきます。息を吸いながら胸を反らし、この時に同時に首も後ろに反らします。首に痛みや違和感がある方は無理しないで下さい。10 回を目安に。
※立って行うと効果的です。

b．肩甲骨と背中のリセット（5～10 回）
椅子の後ろに写真のようにタオルなどをはさむと効果的。息を吸いながら両腕を挙げ、肩甲骨の間を収縮させるように腕も後ろに反らします。肩が上に挙げにくかったり、痛みや違和感がある場合は無理しないで下さい。

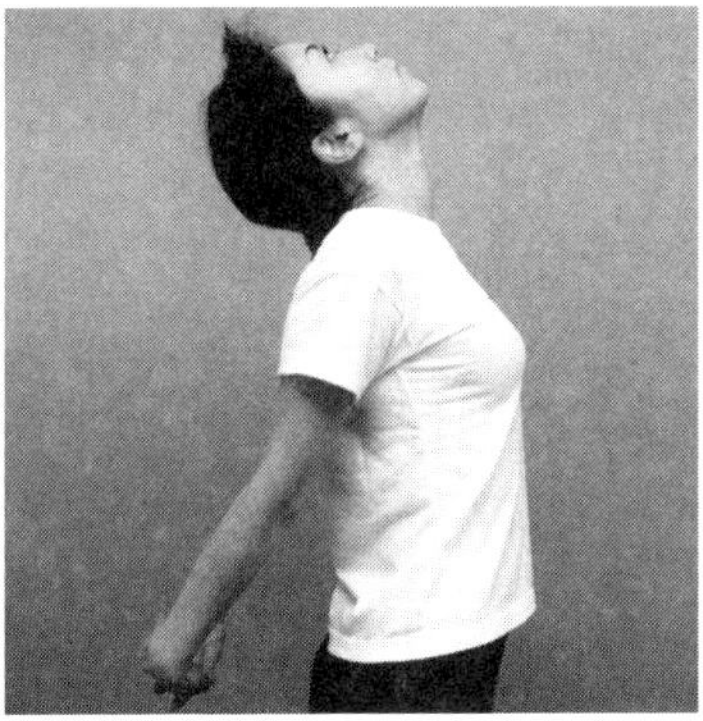
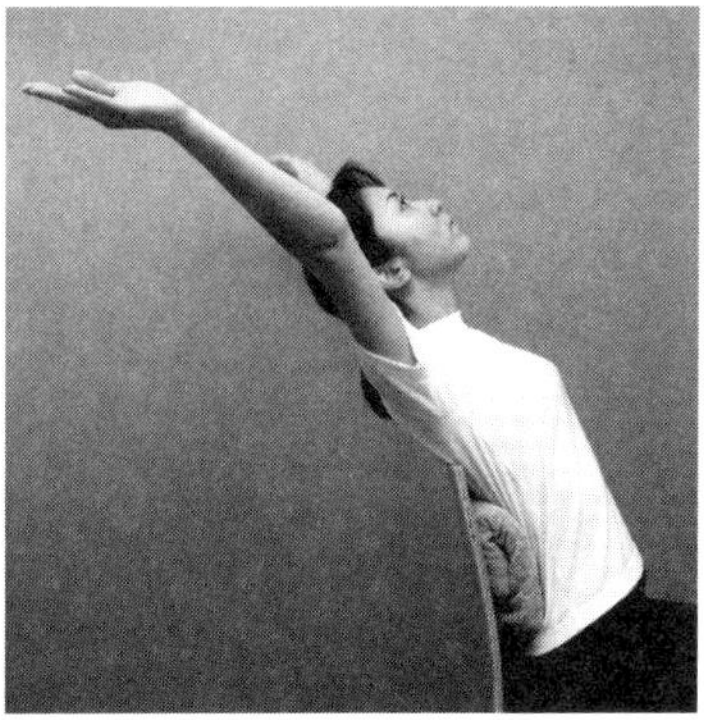

図 4-7 〈猫背のリセット法〉⑤背中

a．猫背リセット（1～2分間）
背中の上部辺りに丸めたタオルケット、あるいはストレッチ用のポールを入れ、手のひらを上に向け、両腕は外に開きます。息を吐きながら、胸の筋肉を伸ばし、背中の力は抜いて前にずれた肩を開きます。腰が反って痛む場合は両膝を曲げて行います。
※この場合、タオルケットを横に入れていますが、背骨に沿って縦にタオルを置いても可。

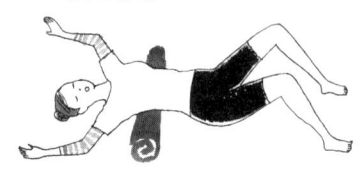

b．背中ストレッチ（4～5回）
正座した状態から手を床に沿わせながら前に伸ばしていきます。背中・腰が伸びているのを感じながらゆっくりと呼吸。お尻を浮かせないように注意します。

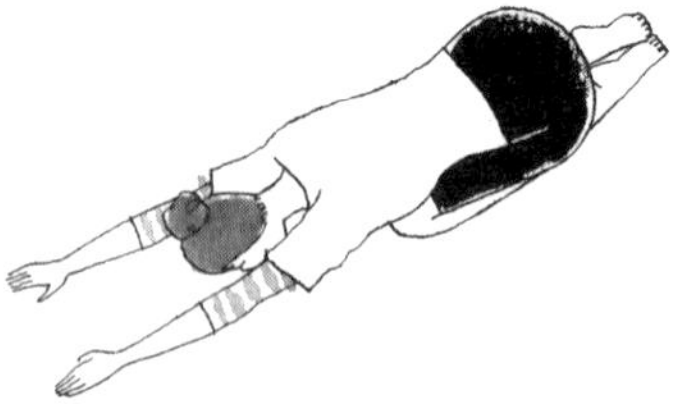

図 4-8 〈軸のリセット法〉⑥腰と股関節（会社で）

回転椅子軸リセット
回転椅子の特徴を使いましょう。脚を肩幅ぐらいに開いて、脚の位置はそのままで、椅子の回転を利用して気持ちいいぐらいに腰を左右に捻りましょう！　毎日2時間に1回、リセットできると理想的。

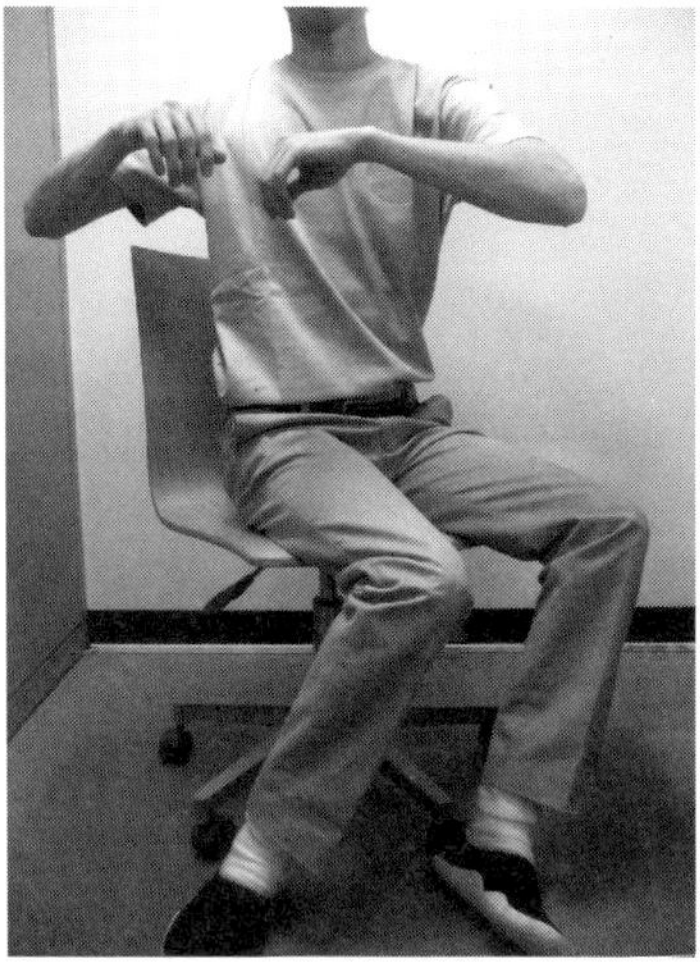

2章で説明したとおり、ストレートネックや猫背（上部交差症候群）など頸椎から胸椎にかけての歪みが原因です。
そこで、胸を開いて、肩甲骨と肩甲骨の間の筋肉を動かすようにするとリセットできます。

⑤ 背中（図4-7）

背中は猫背に代表されるように、丸くなりがちです。猫背の状態では、肩は前に傾き、背中を伸ばそうと思っても、自分では動かせなくなってしまいます。

図4-9 〈軸のリセット法〉⑥腰と股関節（自宅で）

a．フロントランジ（10回）
まっすぐに立った状態から大きく前に一歩踏み出します。前に出した足先と膝が一直線で、足の親指の力を入れて土踏まずが落ち込まないように気をつけて、息を吐きながらゆっくりと行います。左右交互に70㎝くらいから始め、回を重ねるごとにだんだん遠くに踏み出します。骨盤が捻れないようにして、上体を両足の真ん中に来るように体重をかけます。

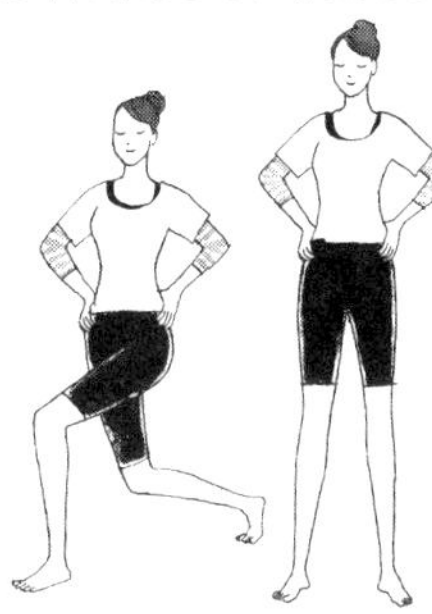

b．交差運動（10回）
四つん這いになり、右手と左足・左手と右足の組み合わせで遠くに伸ばすように動かします。手足を伸ばすのと同時に首を挙げます。手足を下ろしている時は首を下に向けて力を抜くように。体幹の中心に力が集まっているのを感じられると、理想的。

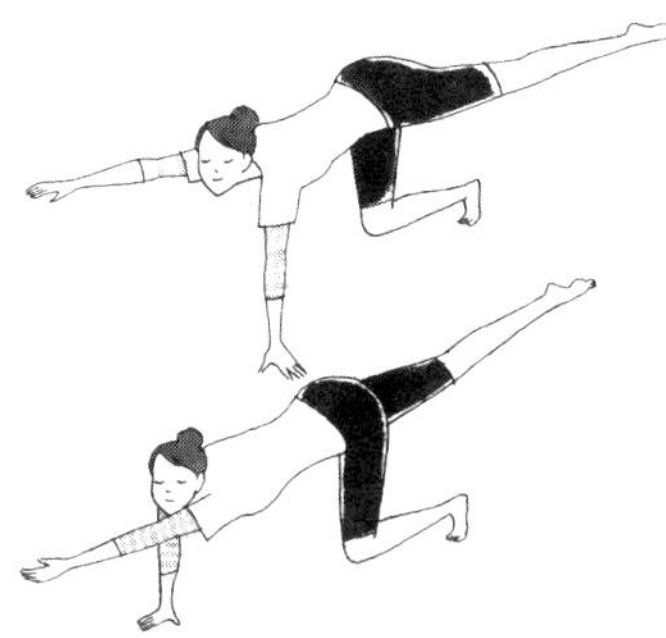

c．シットアップ（10回）
膝が90度程度曲がるように、足を台に載せます。首の後ろで両手を組むように支え顎を引きます。息を吐きながら、おへそを見るように上体を起こします。戻す時もゆっくりと。無理せず、上がるところまで行います。

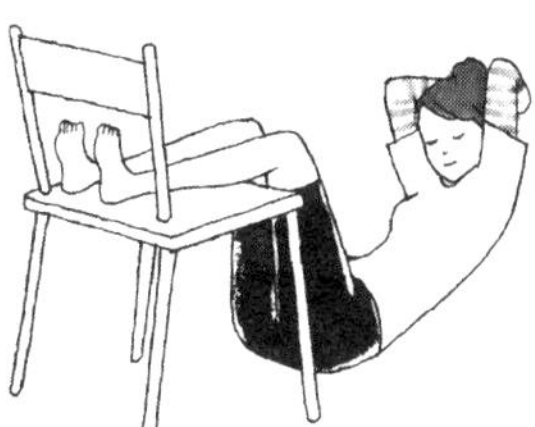

d．バックアップ　(10回)
足を肩幅程度に広げ､」息を吐きながらお尻を上げてゆきます。お腹と太ももが直線になるくらいまで上げるのが理想。

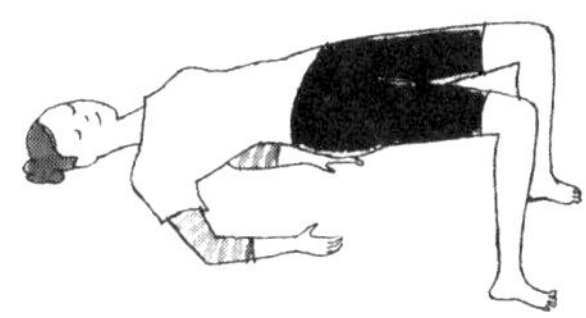

e．バックストレッチ（10回）
腕の力で膝を抱え、顎を引きながらお腹を引っ込めます。膝を抱えて息を吐きながら、リズミカルに自分の胸に両膝を近づけます。

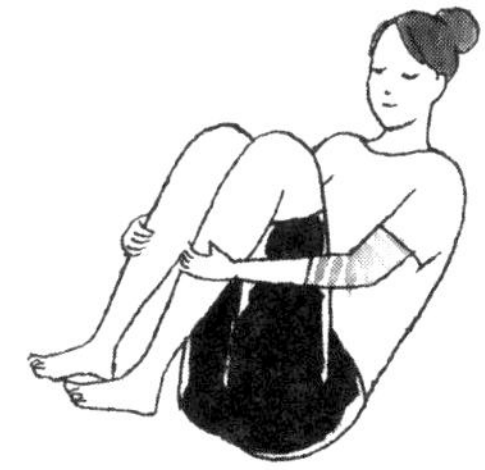

※すべての体操は、一般的に身体が「よい状態」にある時を基本に提案しています。すでに歪みのある方、痛みや違和感がある方は無理せず、運動をすぐに中断して、専門医やカイロプラクターに相談して下さい。

そこで自宅ではタオルなどを使いリセットしてみましょう。

⑥腰と股関節（図4・8、9）

腰から股関節（下半身）にかけては、座る時間が長いので、緊張している筋肉が多くなり、下肢への血行も悪くなっています。

そして身体の軸が崩れ、腰や股関節に歪みをつくってしまいます。

会社では椅子を使って緊張した腰背部の筋肉をリラックスさせましょう。

自宅に帰ったら、しっかりと軸をリセットして下さい。

⑦腰（図4・10）

反り腰を改善するリセットエクササイズです。

⑧足（図4・12）

オフィスで働く方、特に女性の大きな悩みの一つは「足のむくみ」ではないでしょうか。来院される患者さんからも、「夕方になると足のむくみが辛い」「帰宅後もだるくて足を上げたくなる」「だるさで寝付けない」などの訴えをよく耳にします。

それらの女性に共通しているのが長時間のパソコン仕事。一日五時間以上のパソコン仕事が当たり前で、集中するとトイレに立つのも忘れ、席を立たずについ二～三時間も座りっぱなしということも少なくないようです。そこで、足のむくみを簡単に解消する方法をお伝えします。

まず、むくみのメカニズムからお話しします。

足の血管の動脈は足の付け根（そけい部）を通り、太もも内側裏から膝裏を通って足先に流れます（血管は、太もも内側の筋肉と筋肉でできたトンネルを通ります）。そして、「第二の心臓」と呼ばれているふくらはぎがポンプの役割をして血液を心臓に戻す働きをします。

　むくみは、この血管の流れが滞ることが原因で起きます。

　血管は、主に関節が曲がる側に位置するようにできています。なぜなら伸びる側を通ると血管が

図 4-10　〈反り腰リセットエクササイズ〉⑦腰

a．壁に両手をついて、身体のラインがまっすぐになるように気をつけながらふくらはぎをストレッチします。

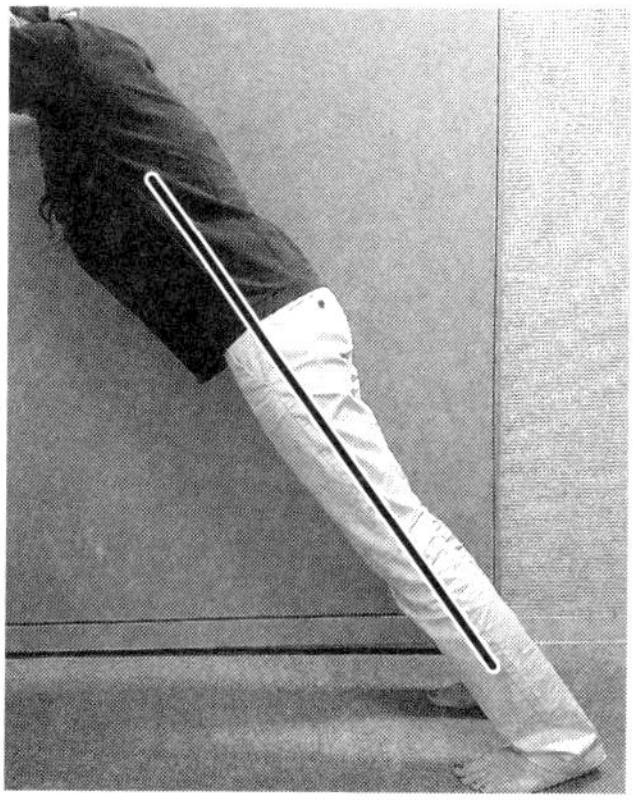

b．a の状態から片足ずつ前に出し、後ろ足のふくらはぎをよく伸ばします（息を吐いた時に伸ばすイメージで）。

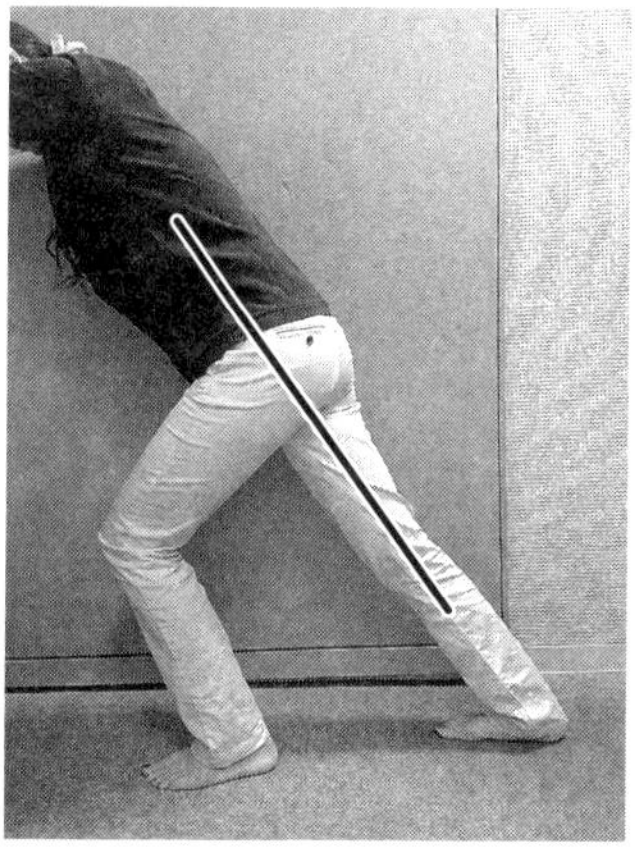

c．身体のラインをまっすぐに保ちながら、足首を持って太ももの前を伸ばす（息を吐きながら、両手で足首を持ち上げる）。

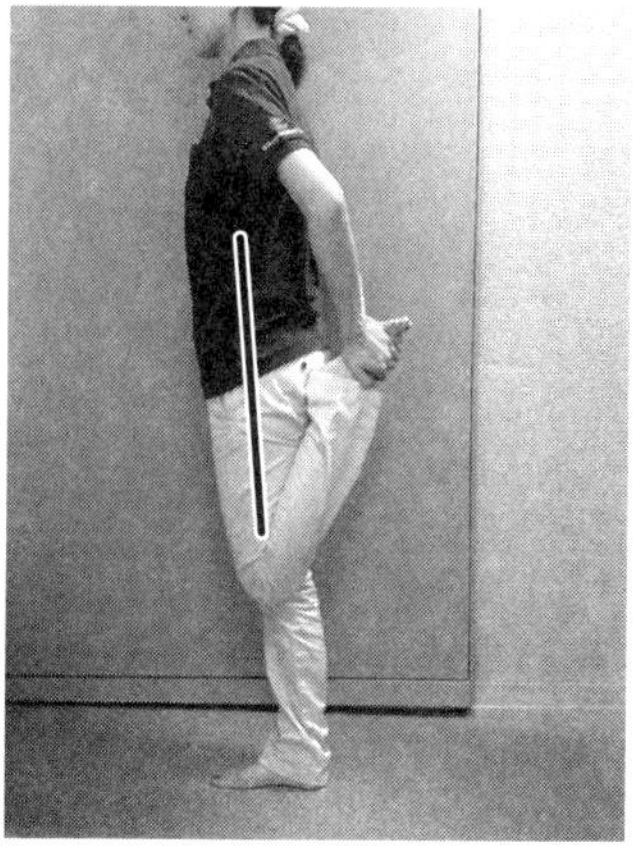

※すべてお腹を意識して、反り腰にならないように気をつけて行って下さい。

図4-11　むくみを起こす4つのポイント

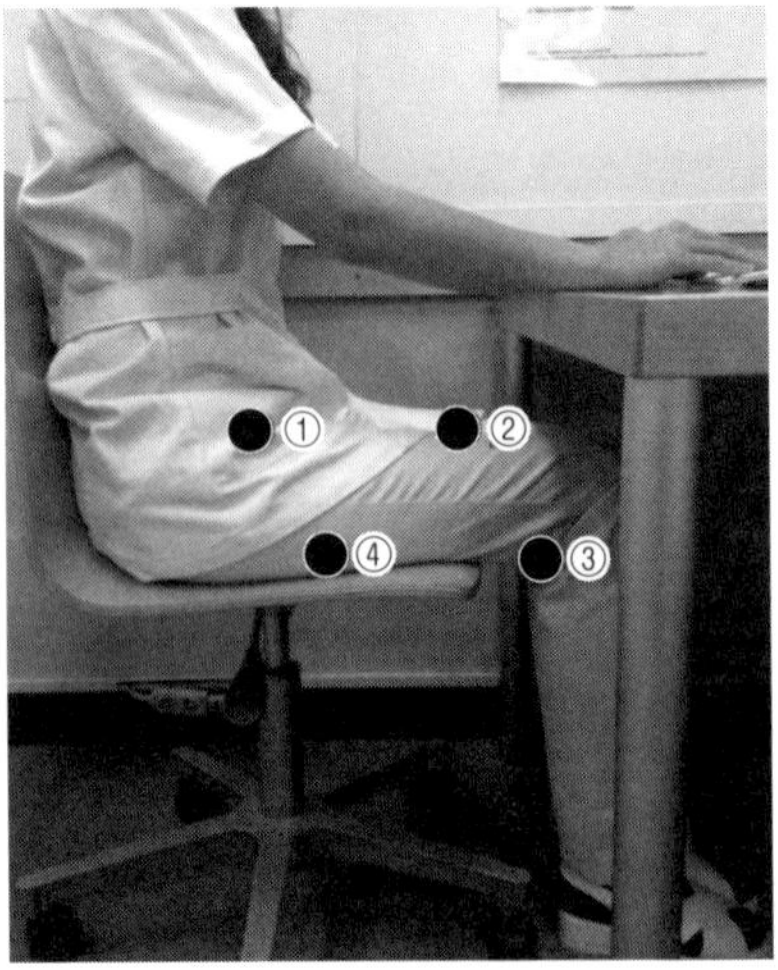

①足の付け根（そけい部）
②太もも内側
③膝裏
④太もも裏

伸ばされる危険があるからです。つまり、座っているときは、図4・11の四部位が「むくみを起こす4つのポイント」。このことを念頭において、対策をしましょう。

むくみをリセットするためのセルフケア術は次のとおりです（図4・12）。

今回は、身近にある「ハンガー」を使って血液の流れをよくする方法をご紹介します。ハンガーは、できれば木製やスーツ用の硬いプラスチック製をご用意して下さい。ハンガーでなくても食品用ラップフィルムの芯など硬く棒状のもので代用してもかまいません。ハンガーの丸みのあるしっかりした部分を使って血液の流れをよくします。太ももの付け根から始まり、太もも内側、ふくらはぎ、膝裏、太もも裏側、お尻の順番に行います（一箇所一分程度）。

また、できるだけむくまない座り姿勢（図4・13参照）を時々とるといいでしょう！　これも時々が肝心で、いつもこの座り方では太もも裏の負担は軽減されますが、お尻の負担は徐々に増します。少しお尻に圧迫感がある場合は、タオルをはずして下さい。座り姿勢は、どんなによい姿勢でも基本的に身体によいとは言えないので、時々リセットして身体をいたわりましょう。

図4-12〈足のむくみ、筋肉の癒着改善法〉⑧足

a. そけい部のセルフケア

立った状態で、足の付け根にハンガーを当てて、痛くない程度の少し強めの力で太ももからお腹にかけて上下にさすります。少しお腹を突き出すようにして行うと効果的。回数は10～20回。ハンガーの当てやすいところを使ってみて下さい（ハンガーの肩の角部分の丸みを使うといいかもしれません）。

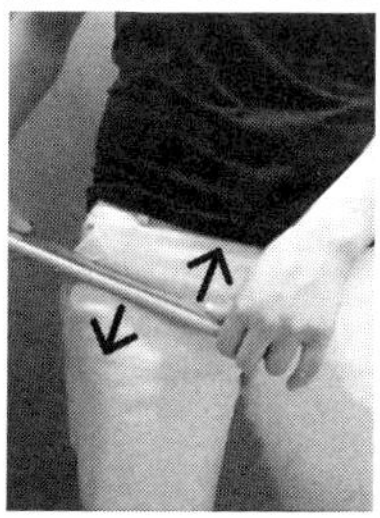

b. 太もも内側と前側のセルフケア

座った状態で、ハンガーの丸みを帯びた直線部分を写真のように内ももに当て、下から上に流す感じでさすります。この時、筋肉に力を入れないで足をリラックスさせた状態で行って下さい。同様に前ももと外ももも、膝頭からはがすように下から上に流します。各部位10回ぐらい行います。

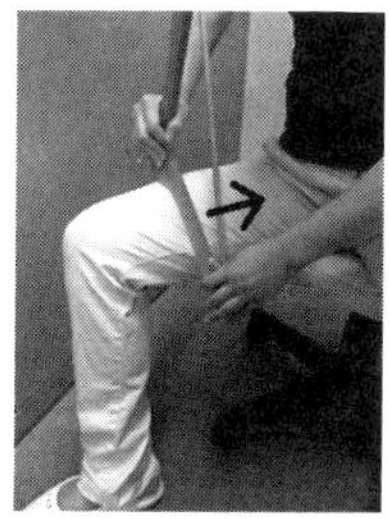

c. ふくらはぎから膝、太もも裏側のセルフケア

座った状態で足を軽く空中に上げ（低い台に足をのせてもOK）、アキレス腱付近から、下から上に血流を持ち上げるようなつもりで、ゆっくり、少し強めに5回ほどさすります。その後、軽めの力で下から上に10回ほどさすります。

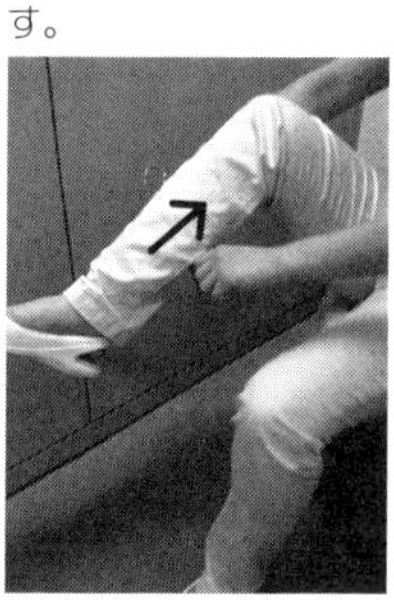

次に、そのまま膝裏を下から上に軽くすくうようにさすります。この膝裏は過敏な部分なので、自分のこぶしの丸みを使って代用して下さい。そして、下の写真のようにハンガーを使って、太もも裏を少し強めの力で下から上に10回ほど流します。

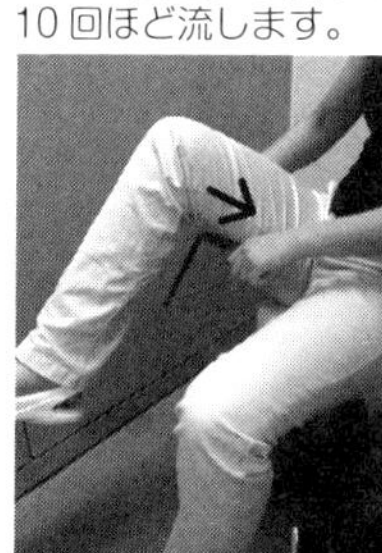

d. お尻のセルフケア

最後に立った状態で行います。お尻を下から上に強い力で持ち上げる感覚でハンガーを10回さすり上げます。その後、軽い力で10回、下から上にさすり上げます。

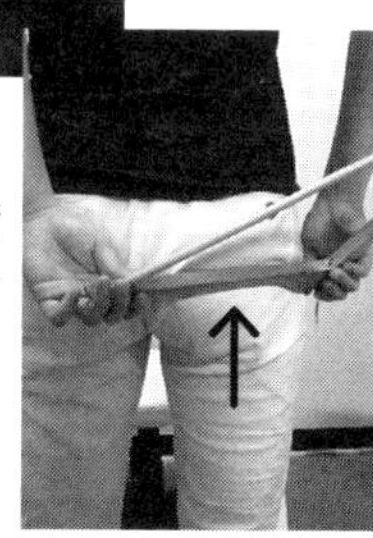

図4-13 足のむくみを防ぐ座り姿勢

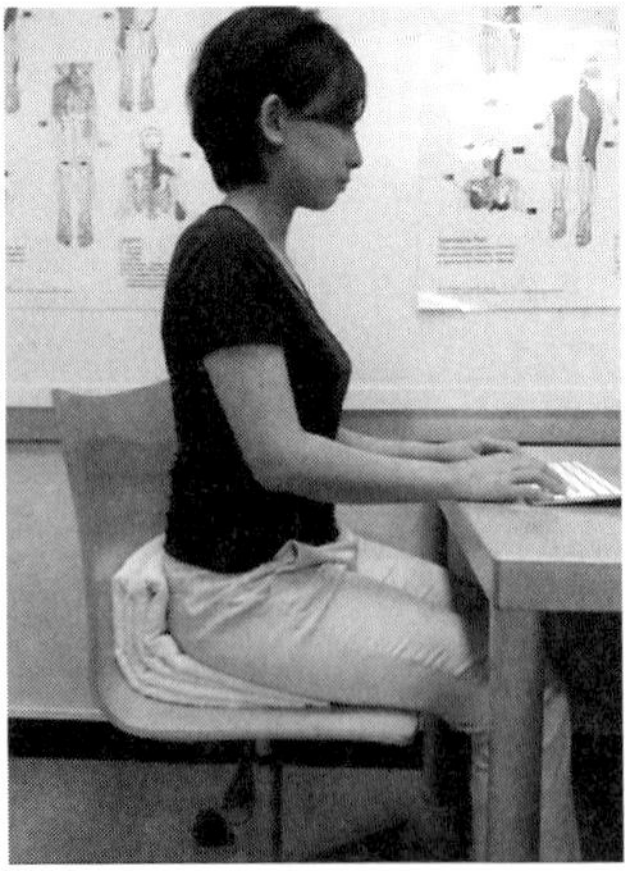

上の写真のように、太ももの真ん中からお尻、腰にかけてかかるようにタオルを敷きます。すると、太もも裏が圧迫されず、むくみを防止することにつながります。写真は２枚タオルを敷いていますが、厚手のものであれば１枚で大丈夫です。

会社で長時間座ったままの状態は、足のむくみを悪化させます。時々、休憩をとり、セルフケアやむくみ改善の座り姿勢を実践して予防しましょう！

日々、セルフケアで歪み防止

日々の予防法を実践し、次の日に歪みを残さないように、簡単なエクササイズを気がついた時に行うと、身体の歪みが習慣化せずにすみます。

次の予防法を、日々意識して下さい。

〈日々の予防法〉

1. 身体の正面にパソコンを置く
2. 一時間に一回立って身体を動かす
3. 低い椅子や床に座って使用しない（第3章「椅子と座り方についての検証」を参照）

4. デスクトップの場合、書類などはキーボードとPCの間に置き、キーボードを手前に置く。肘の角度は九〇度前後
5. 脚を組まない。組みたくなる場合は回転椅子軸リセットを一〇回行う
6. 身体を丸めないように注意し、腰当てを当てる。（第3章を参照）
7. パソコン画面を目線より下にする（五〜一〇度）
8. PCを使いながら、電話を耳と肩ではさまない
9. 肘をデスクや肘掛について、重心を肘に載せない（第5章「これからの対策」参照）
10. 一日三〇分以上歩くように努める（後述する「骨盤ウォーキングのすすめ」を参照）
11. 仰向けで寝るようにする（一晩の中で寝返りを打ちながら、七〇パーセント以上が仰向けであると理想的）
12. 時々手のひらと前腕背部のマッサージをする（図4・3、図4・4と図4・5の軸リセットと筋の癒着はがしを行う）
13. 痛みが二、三日続いたら、専門医かカイロプラクターに相談する
14. 疲れたら、腹式呼吸を五回する（大きく深呼吸）

骨盤ウォーキングのすすめ

最近では、身体を中から鍛えようと、インナーマッスルを意識したエクササイズがよく紹介されてい

ます。

ヨガやピラティスなども、身体の軸を意識した同じ考えから来ていると思います。しかし、身体の軸には、パーツ別には考えられないという難しさがあります。身体の部位はすべてつながっているので、足の内側を鍛えようとか、お腹のインナーマッスルを鍛えようというやり方では、全体を連動させることができないのです。

そこで、一番簡単にできる方法として歩行を推奨します。

座り姿勢の身体への悪影響を様々な角度から説明してきましたが、ある調査では、一日六時間以上デスクワークをする人は、三時間以内の人より寿命が短かいとも言われています。それだけ、長時間座っていることは身体の不調を起こしやすいのです。そんな不調を抱えている身体をリセットするには、日頃のウォーキングが一番です。ただ、臨床の現場では、長い時間歩くと疲れたり、身体のどこかに不調を訴える方もよく見かけます。こういった方には、軸の崩れがあるのです。

そこで、一日のパソコン姿勢をリセットさせ、軸を安定させる「骨盤ウォーキング」を推奨したいと思います。この歩き方を習慣にすると、骨盤と肩甲骨を安定させて歩くことが可能になります。その結果、座り姿勢で崩れた体の軸をリセットし、膝や腰の不調や足のトラブル（外反母趾、巻き爪、偏平足）などの予防にもつながります。日中、デスクワークで歩くことが少ない人は特に通勤時間や昼休みに少しずつ試していただきたいと思います。

腰痛や膝の痛み、または巻き爪や外反拇指等があると、この骨盤ウォーキングができない場合があります。そのような場合は無理せず、痛みを取り除いてから行うようにして下さい。

図 4-14 骨盤ウォーキング

ポイント（1）

進行方向へおへそからまっすぐなラインをひいたイメージをします。

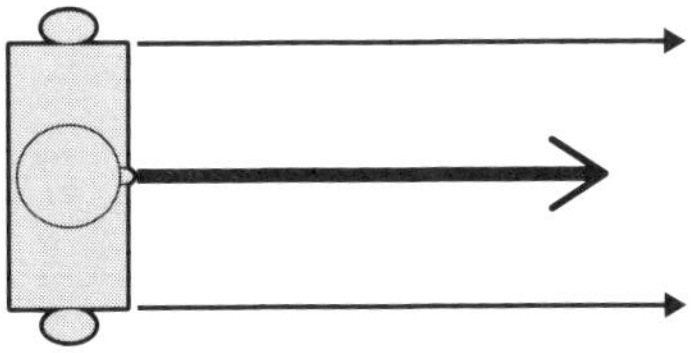

ポイント（2）

（1）のラインからおへそと頭の位置がずれないように意識しながら、骨盤を前後左右にぶれないように歩きます。このとき、足や腕はあまり意識しないで OK。骨盤と肩甲骨を安定させる意識だけで歩いて下さい。

ポイント（3）

体幹を長方形のようにイメージして、その形を崩さずに歩行します。

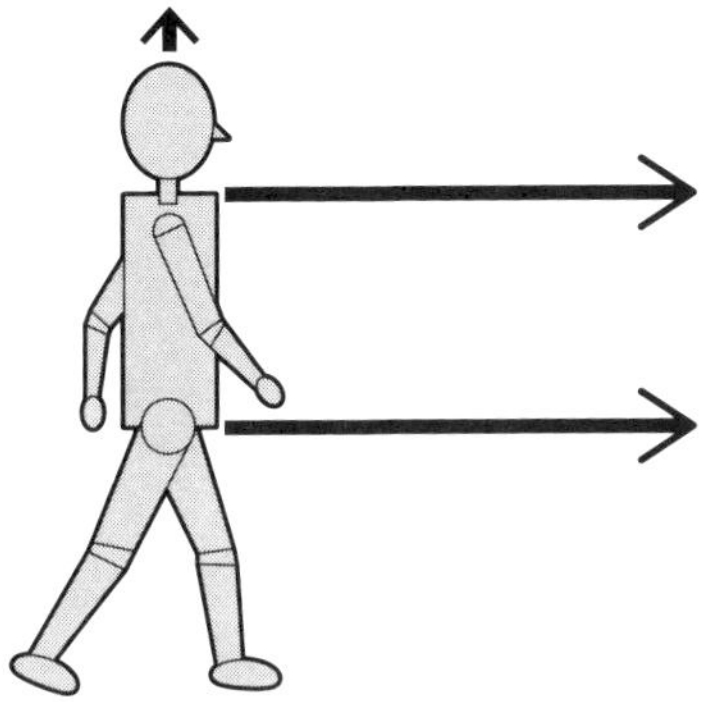

この 3 つのポイントを抑えて、イメージしながらウォーキングすると、自然と普段より早歩きになります。上手な骨盤ウォーキングを続けていると、腹横筋、骨盤底筋など体幹を安定させる筋肉を使うことになるため、腰痛や肩こり、外反母趾などの予防につながるのです。一日 20 ～ 30 分を目安に（ウォーキング時の靴はジョギングシューズが理想的です）。

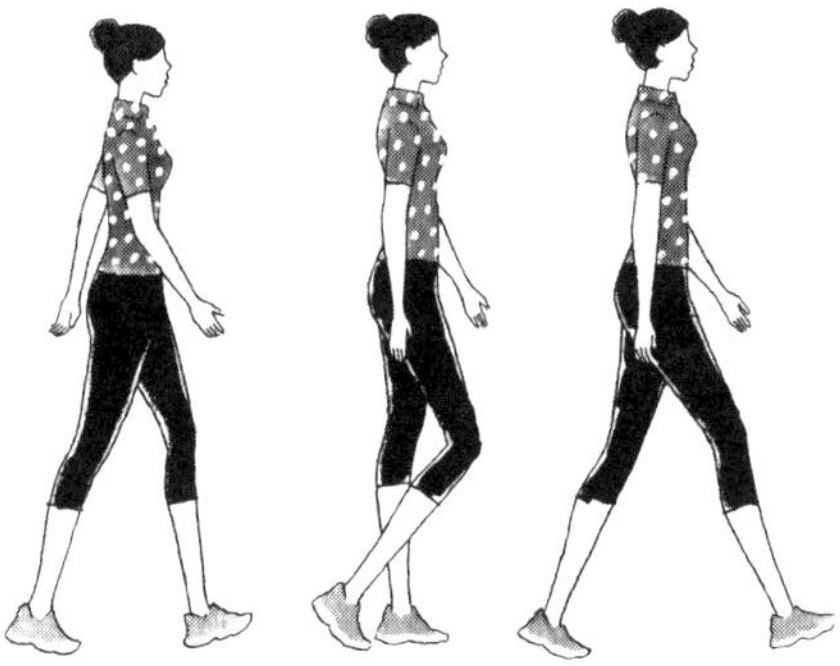

また、歩行時に痛みや違和感を感じたら、無理せず、ウォーキングは中止して下さい。骨盤ウォーキングをすると、何も意識せずに歩くよりエネルギーを多く消耗します。軽く汗をかく程度に、一日最低二〇〜三〇分を目標にしましょう！

スマートフォンの持ち方

図4-15aは電車の中でよく見かける姿勢ですが、長い時間この姿勢を続けると、ストレートネックを悪化させます。図4-15bのように、画面を見る時にスマートフォンを持つ手の肘の角度は90度で、

図 4-15 a. スマホの悪い持ち方

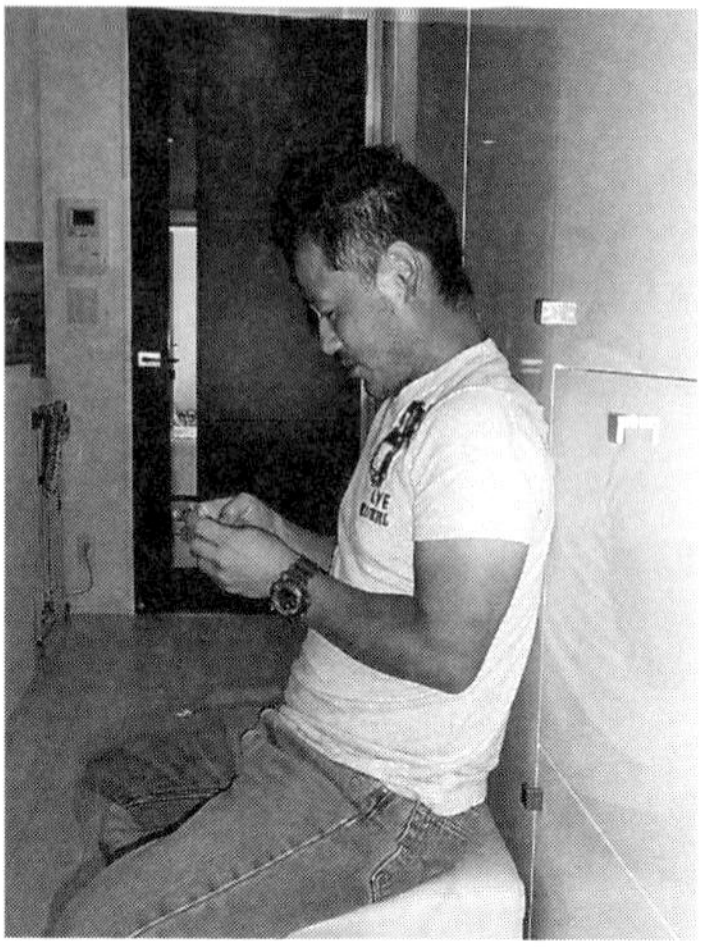

b. スマホのよい持ち方

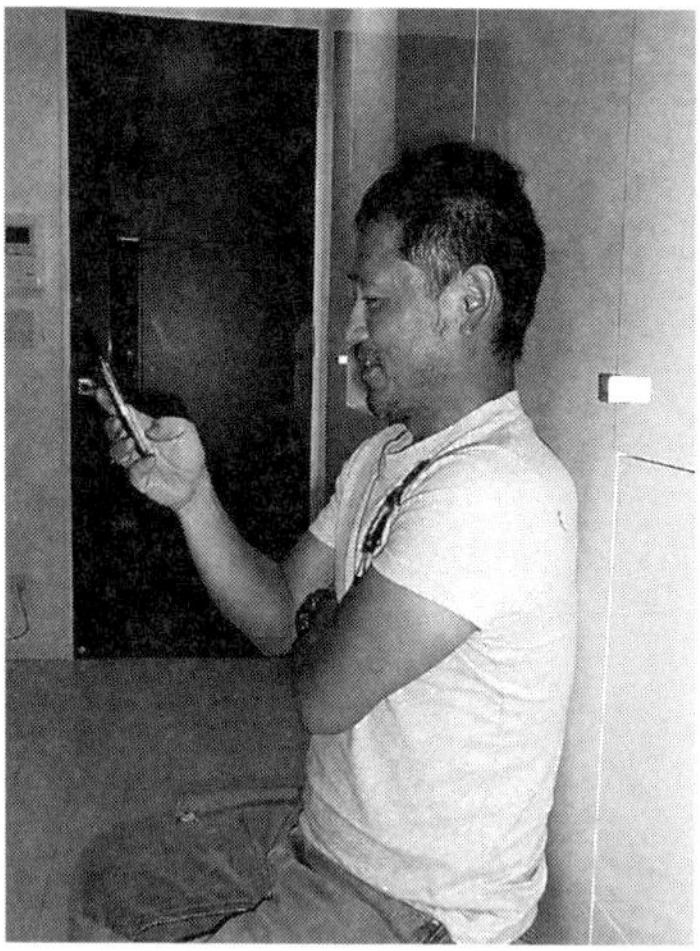

反対の腕をスマートフォンを持つほうの手の肘の下に入れることにより目線が上に上がって、首・肩が楽になり、ストレートネックの予防につながります。画面タッチの操作をする時も画面の位置に気をつけましょう！

アイパッドの使用法

親指で表側を、ほかの指で後ろ側を持つと、親指の負担は増します（図4-16a）。

図4-16bのような持ち方をすると負担は減ると思います。親指の疲れに対しては、前述した付け根のマッサージを行う

図4-16 a. アイパッドの悪い持ち方

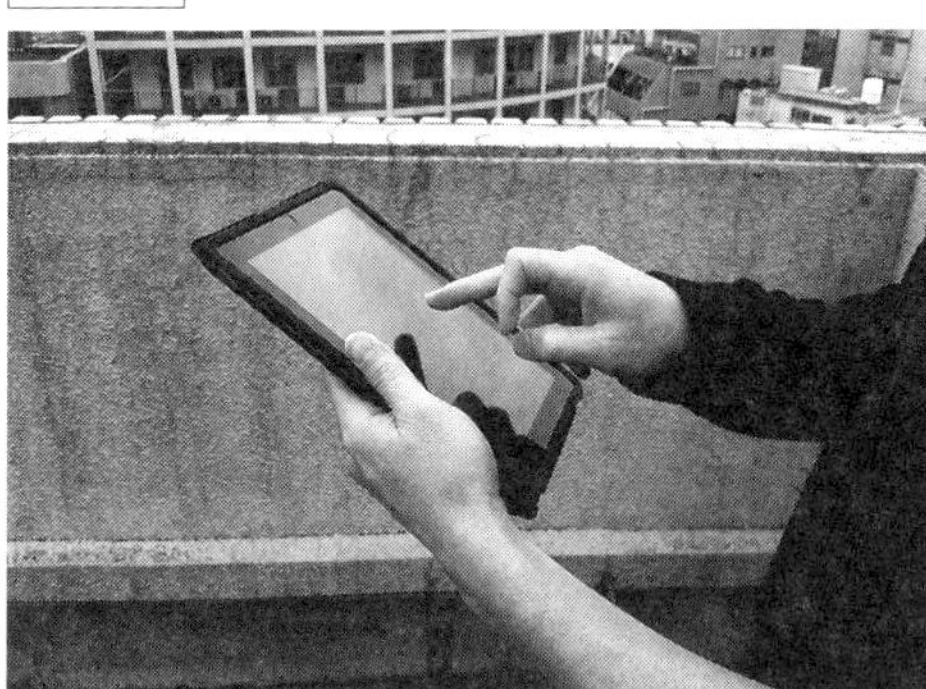

b. アイパッドの正しい持ち方

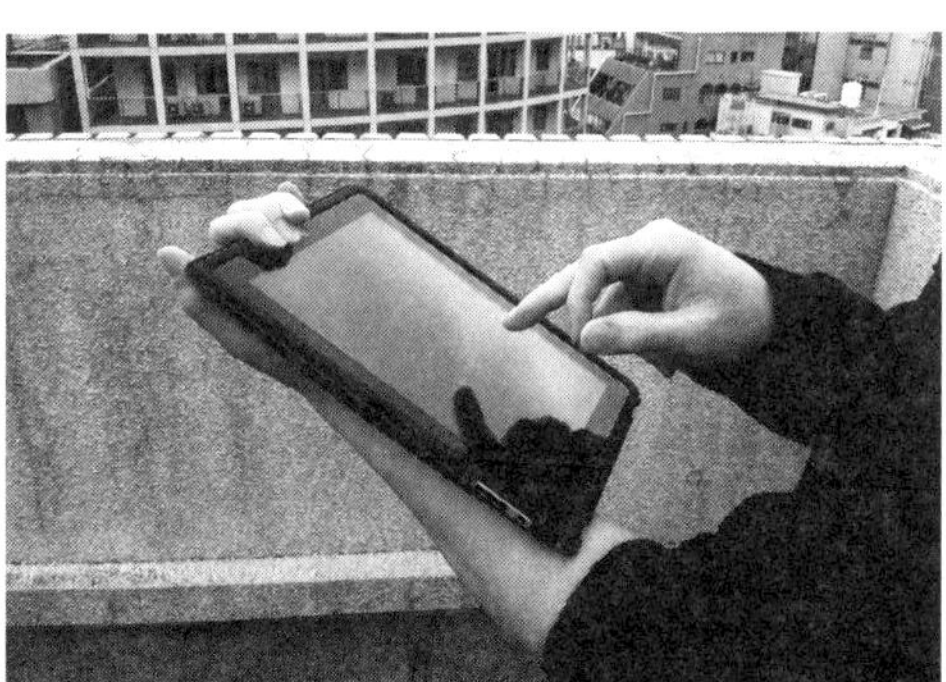

とよいでしょう（107ページ図4・3）。

　左手で持たないで机に置いて使ったほうがいいのですが、そうすると今度は真下を向くことになるので、長時間の使用は肩や首に負担をかけます。

　辞書などを置いてそれに立てかけ、斜めにして使用するのがよいでしょう。アイパッドは、別売りカバーを着ければ斜めの角度で見られるようになっていますが、天井の照明等を避けて、見やすい角度にするには、微妙に持った手で動かす必要があるので、長時間の使用は手首にかなり負担をかけます。

キーボードの使い方

　キーボードを使うときの手首の角度に注意して下さい。手のひらが図4・17aのように反らないようにパッドやタオルを置いたりして、手首の角度に注意します（図4・17b）。

図 4-17

キーボードを使う時の手首の角度

a. 手首を痛める角度

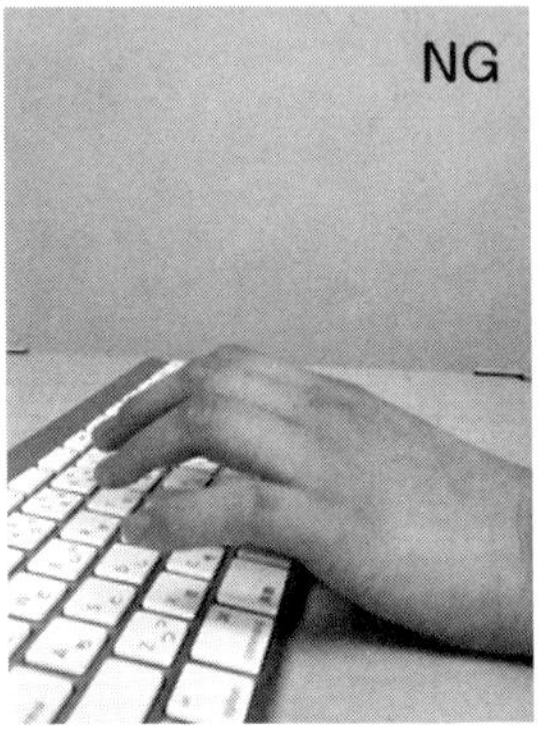

b. 手首が反らず、疲れにくい

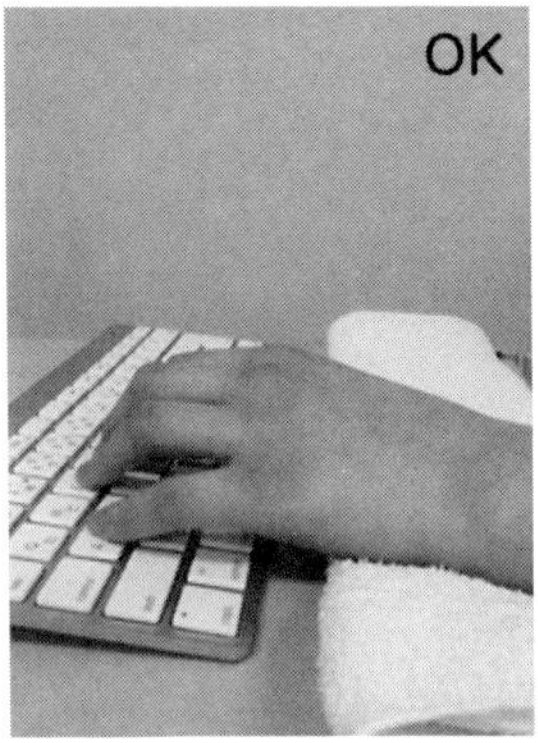

第5章

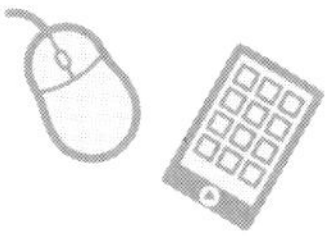

これからの対策

万人に向く予防法はない

第一章でサラリーマンの一日を追いましたが、その後に続く章で一日の大半、パソコンの前に座っていることが身体の歪みを招いていることをおわかり頂けたでしょう。マウス症候群、スマホ症候群に対しては、一時的な対処法ではなく、長期的な視野に立って対策を考える必要があると思います。

その対策について一つ注意しておきたいことがあります。

ＴＶや雑誌で見た体操を身体にいいと思ってやったら、逆に腰や首を痛めたという話を患者さんからよく聞きます。皆さん、健康情報に興味を持って、よくご覧になっているようです。

特に、自分に似た状態（症状）への対処法や改善法をメディアで推奨されると、それをすぐに実行してみたくなる気持ちはよくわかります。そのような一般向けの（健康体の人に向けての）体操でよくなるなら、それに越したことはないのですが、多くの方がすでに身体の軸の崩れや筋・筋膜の癒着が存在するので、逆に体操をするとおかしくなるケースが出てくるのです。

健康器具なども一般向けの商品であるため、できるだけリスクをなくすことを前提につくられています。ある一定以上の動きをさせてると身体を痛める可能性があるので、ある程度動きを限定させた商品をつくる必要があるのです。

それは、言い換えれば「よくもなく、悪くもない」商品です。

ですから、すべてとは言わないまでも効果が限定的な商品が多いのです。ＴＶ通販で健康器具をつい購入してしまう人は注意したほうがいいと思います。

同様に、よくマスコミで流されている予防法は、一般的な状態（良好）を前提に考えられていると思ったほうがよいのです。

現代人の多くは、たとえ痛みを感じていなくても身体は歪んでいるので、Aさんにいいとする動きはBさんにとってはよくない場合があります。

また、今は関節を動かすのはよいけれど、一週間後にたまたま残業続きで疲労がたまっていて、いつもより身体の歪みが大きかったり、組織に炎症などがある場合は身体が防御状態になっているので、その関節を動かすことがNGということもあるのです。身体がたまたまそういった状態にあるという〝時期〟の問題です。

そんな理由から、本書で取り上げた予防法はできるだけリスクがなく、効果的なものを選んではいますが、その人の体調などにより体操などが合わないと感じることもあるかもしれません。そのあたりをご了承の上、予防法を実施頂きたいと思っています。

この体操の他に行う対策としては、まず、自分の身体の状態を把握するのが第一歩だと思います。そのためには、「人間の骨盤とアーチ橋」（第3章「椅子と座り方についての検証」）の項でお話しした骨盤の性質をよく理解して頂くことが重要です。

そして、身体の軸を整える骨盤ウォーキングを行い、身体で軸を意識するようにするのです。そうすることにより、日頃の筋肉の癒着が少なくなり、体操も効果的にできるようになると思います。

また、本書で取り上げた日常の姿勢、PCやスマホの使い方も重要です。

身体の軸を意識して、筋肉の癒着をリセットしながら生活して頂ければ、これらの障害の大半の問題はクリアできると考えます。

これらの対策こそが、これからパソコンなどの電子機器がますます人間社会に浸透（＝人間社会を侵略）していく将来、重要な防御法になると確信しています。

カイロプラクティックについて

このように軸を意識することが重要なのですが、痛みや違和感があってはそれができませんし、逆に痛める原因になってしまうことは、先ほど説明した通りです。私たちカイロプラクターは、これらの症状の治療において軸の改善を重要視しています。

カイロプラクティックで行っているアプローチ方法（施術）について、「寝違え」を例にとって解説します。

寝違えでは、先にお話ししたとおり、首の骨が頸椎の回旋軸から少しずれており、筋肉が防御的に頸椎の動きを止めるようにしています。それにを正すには、頸椎の軸からずれた関節を元に戻せばいいのですが、身体には様々な機能があるので、単純にはいきません。

図5-1では、第二頸椎が回転軸から右外側にずれた状態になっています。この場合、筋肉や関節が正常に機能し

図 5-1　一般的な寝違え時の様子

第二頸椎が右外側に動揺

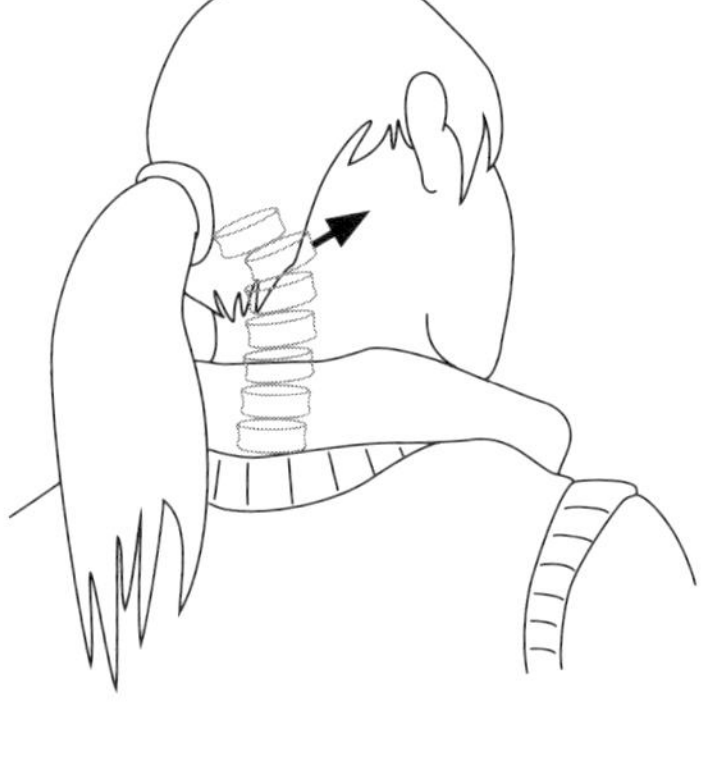

ないため、もしくは神経が圧迫されているために、首を動かせないように筋肉が防御的に緊張します。その結果、首が動かない状態になっているのです。そのずれた頸椎を戻し、頸椎の軸を戻せばいいわけですが…。

問題はこの「頸椎がずれた原因」が存在しているということです。

寝違えの場合のアプローチ法

寝違えに対して、カイロプラクティックでは次のように治療を行います。

1．患部で起きている器質的問題の有無に対するアプローチ

器質的問題があるかどうか調べます。炎症であれば冷却します。

2．ずれた頸椎の原因に対するアプローチ（間接的）

この例の場合、図5-2にあるように右胸の筋肉

図5-2　寝違えた時に起こる筋肉の動き

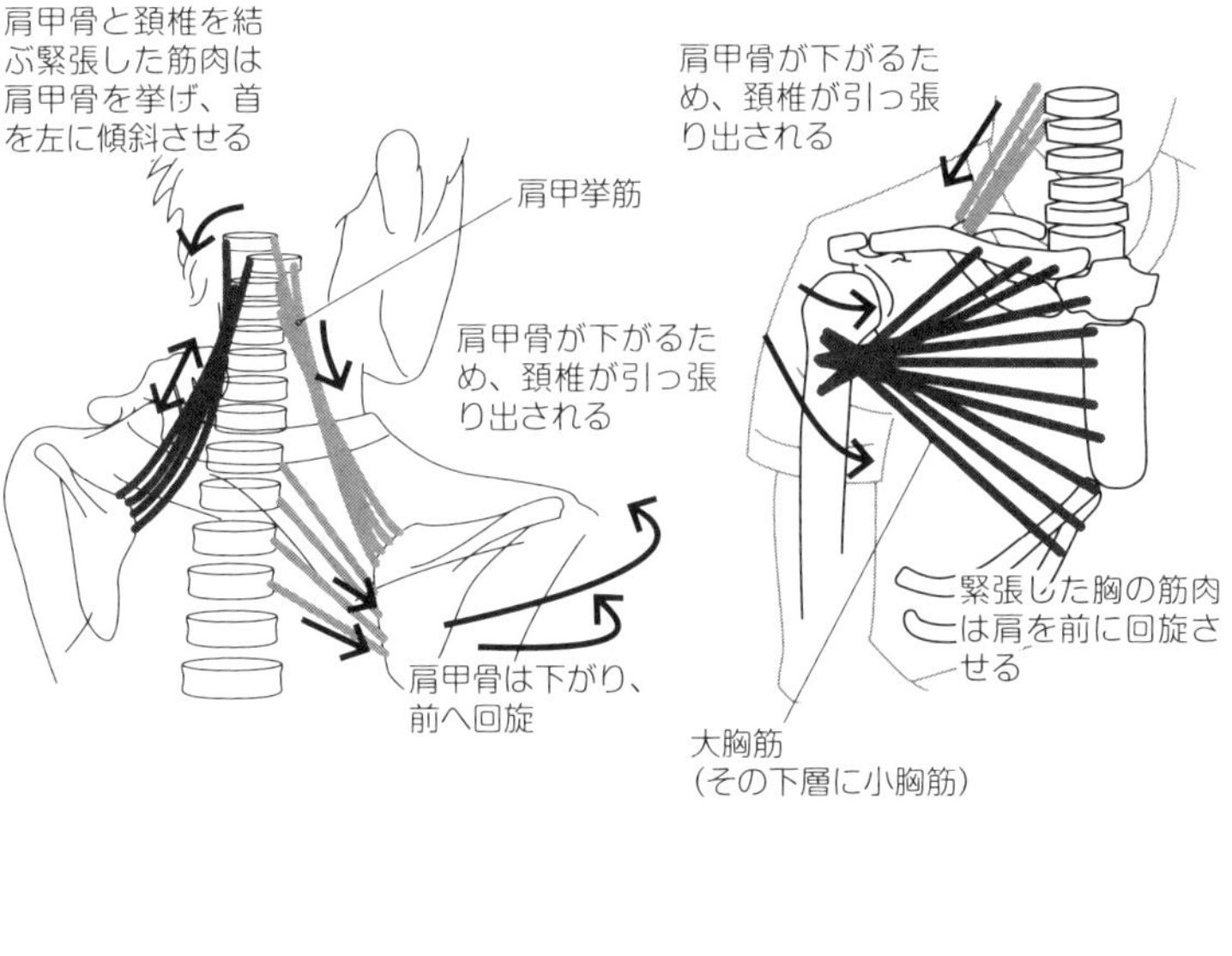

弱い筋肉
緊張した筋肉
肩甲骨と頸椎を結ぶ緊張した筋肉は肩甲骨を挙げ、首を左に傾斜させる
肩甲挙筋
肩甲骨が下がるため、頸椎が引っ張り出される
肩甲骨は下がり、前へ回旋
肩甲骨が下がるため、頸椎が引っ張り出される
緊張した胸の筋肉は肩を前に回旋させる
大胸筋
（その下層に小胸筋）

（大胸筋、小胸筋）が緊張し固まったため、右肩が前にずれ、その結果、肩甲骨から首に付着している筋肉（肩甲挙筋）が伸張性の緊張を起こしています。筋肉が伸びた状態で緊張しているので肩甲骨が前下方に行くことにより、頚椎が外側に引っぱり出されるような状態になっています。これが原因で頚椎はずれたのです。

3．ずれた頚椎に対するアプローチ（直接的）

この場合、ずれた第二頚椎に対して、元の位置に戻すよう矯正します。素早く動かすアジャストメントと、ゆっくり関節を動かしながら行うモビリゼーションというカイロプラクティック独自のテクニックを使用します。

アジャストメントとは、手技によりずれた頚椎に対してすばやい動きで元の位置に戻すテクニックを言います。自分で首を倒して音を鳴らすのとは、目的が違います。

もう一つのモビリゼーションとは、ずれた頚椎に対して、手技により少しずつ動きを加えていくことです。

2と3にそれぞれ（間接的）と（直接的）と書きましたが、それぞれの意味は、3は患部（痛みの発生源）なので直接的、2は患部とは離れた場所に起こっている問題なので間接的ということです。

この2と3に対するアプローチは順番が逆になる場合もあるし、3の患部に触れない場合もあります。

2の原因である、大胸筋の緊張を取り除けば、頚椎は自然に戻るかもしれないし、肩甲骨と鎖骨そして胸椎の動きを戻さないと、それは不可能かもしれません。もっと下の骨盤の歪みが胸椎の動きに無理な動きをさせている場合もあるし、骨盤の歪みは足首の歪みが原因であるかもしれません。

このように、原因として考えられる可能性は、いくらでもあるのです。それを知るためには、その人の生活習慣や問題を起こした時の状態など、様々な情報が必要になります。

別のケースとして、患部自体に限局した問題の場合もあります。この場合は、器質的な問題がなくなると解決する場合が多いのです。これが痛み止めや湿布薬で治ったり、安静にしていてよくなるケースです。言い換えれば、この状態は、疲労等で筋緊張が一時的に強まった状態、もしくは足から骨盤にかけての軸がしっかりしたバランスのいい状態であり、筋肉の癒着も進行していない状態とも言えます。

直接患部にアプローチしなくとも、間接的な身体全体のバランスをとると、自然に患部が治ることも多々あります。この場合は、筋・筋膜の癒着が進んでいる状態と言えます。

この間接的なアプローチでは、関節や筋肉だけではなく、筋膜や硬膜といった組織の調整も含まれます。

硬膜は神経のまわりにあるので、関節に動揺性が起こると筋肉がアンバランスになるとともに緊張し、神経を刺激したりします。

ずれが固定される「身体の動揺性」

皆さんも実験してみて下さい。

例えば、長い時間マウスを使いすぎて右肩が上がった状態になる人がいます。この場合肩甲骨（腕の土台になっている骨）に対して上腕骨（腕の付け根）の前方への移動が生じています。（図5-3a、b）

図 5-3 身体の動揺性

a．首と肩甲骨をつないでいる肩甲骨挙筋（グレーで示した筋肉）が緊張し、肩甲骨を挙げ、首が傾斜します（この場合右へ）。

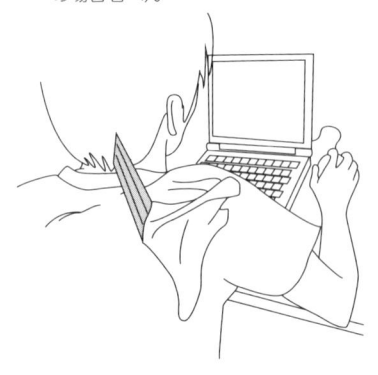

肩が挙がり、肩から首にかけて緊張しています。

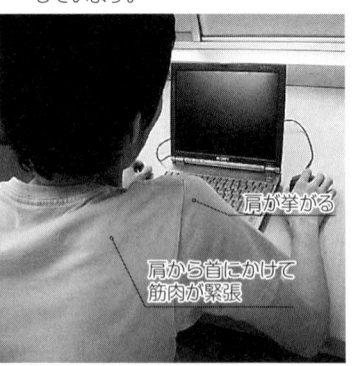

b．上腕骨が土台である肩甲骨から前方へずれます。点線が上腕骨の正常な位置で、その中心の楕円部分が肩甲骨の関節窩（上腕骨との関節面）。上腕骨が前に移動するとともに、関節の中心が前方に移動しています。

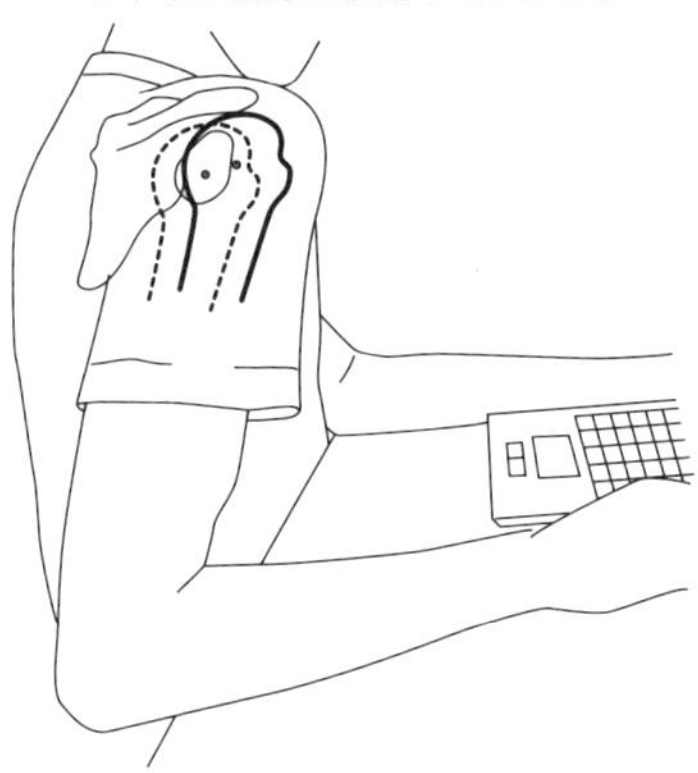

その状態では、腕の付け根が前に出ます。

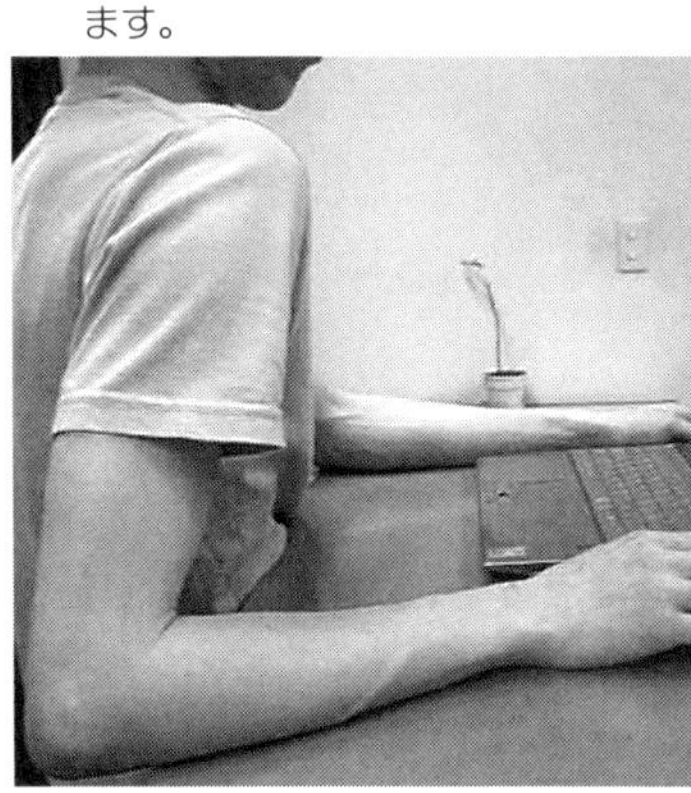

※このように肩が挙上した状態は、腕の骨が前方にずれて起こります。これは、一般的に言われている四十肩など、肩が挙がらない状態を引き起こす原因の一つです。最近では、こういったトラブルが 20、30 代で起こることも珍しくありません。

1．マウスを使いながら右肩を上にずらしてみて下さい。（一般的には「肩に力が入った状態」と表現されています）

2．その時、腕の付け根が前方に飛び出してくるのが感じられると思います。その状態のまま左を向いて見て下さい。右の首の筋肉が固まっていて左を向きにくいことが感じられると思います。

次に右肩の力を抜いて脱力して下さい。そして同じように左を向いてみて下さい。先ほどより左を向きやすい、と感じられるでしょう。

特に右の首を固定しているわけではないのに、肩が挙がるだけで自然に力が入ってしまいます。これは肩甲骨や鎖骨・上腕骨そして頚椎の動きが連動していることから、そこに付着する筋肉の働きによって起きているのです。

このようなことは頻繁に起こります。腰では骨盤と大腿骨と腰椎でも同じことが起こるのです。

この実験のように肩が挙がった状態が日常茶飯事であれば、周囲の筋肉は癒着を起こして、その状態が固定されていき、関節にある一定方向への「動揺性」（正常な動きは「可動性」と表現します）が増してしまいます。ですから、この動揺性をなくし通常の可動性に戻す必要があるのです。

カイロプラクティックでは、起こってしまった結果（首がまわらないのであれば、その患部である頚椎や筋肉の炎症）に対するアプローチと同時に、原因を除去するアプローチを行っていきます。

KIZUカイロプラクティックでは、以上のような「身体の動揺性」と「筋・筋膜の癒着」に焦点を当て治療に当たっています。

軸の問題は背骨・骨盤だけではなく、手首、肘、肩関節、膝、股関節、足首など、身体中のすべてで「関節の動揺性」と「筋・筋膜の癒着」が様々な障害を生むのです。

関節の可動性を正常に保つ

正常な関節は左右側屈や前後屈または左右回旋など、様々な方向への可動性があります。またその関節にはすべて正常な軸が存在します。軸を考える上で一番重要な関節が脊柱です。まず、その軸と可動性について説明しましょう。

図5－4aのように背骨の軸は身体の軸です。図5－4bのように、座っている時に上半身がいつも右側に傾いている人がいるとします。皆様も試して頂けるとわかると思いますが、この場合、腰椎は左凸のカーブができてきます。この時に腰椎の左への可動性が増しています。

この状態を繰り返し続けていると、脊椎の一部（これは人によって違います）、例えば図5－4cで表した腰椎が左側に凸のカーブができた場合、この腰椎に付着している筋肉はその動きを危険とみなし、ブロックしようとします（筋肉の防御的筋緊張）。または、逆に右側の筋肉の癒着から始まり、左への動揺性が高まります。

その緊張により、この腰椎は反対の右側（＝元の位置）に戻れない状態になってしまいます。

この状態では、軽い痛みを覚えたり、だるさ、筋肉の張りを感じたりしますが、身体がこのまま普段通りの生活を続け、様々な動きをする間に、他の関節や筋肉が代わりに働くことになります（図5-5a．b）。そして、徐々に痛みやしびれを覚えます。また、物を拾おうとした動きなどでぎっくり腰を起こすかもしれません。そして、症状はさらに悪化し、複雑な問題へと移行する場合もあります。

このような場合、筋肉の癒着を取り除き、この関節の動揺性（左に動揺している状態）を改善し、元

図5-4 身体の動揺性

a. 軸が正常な状態

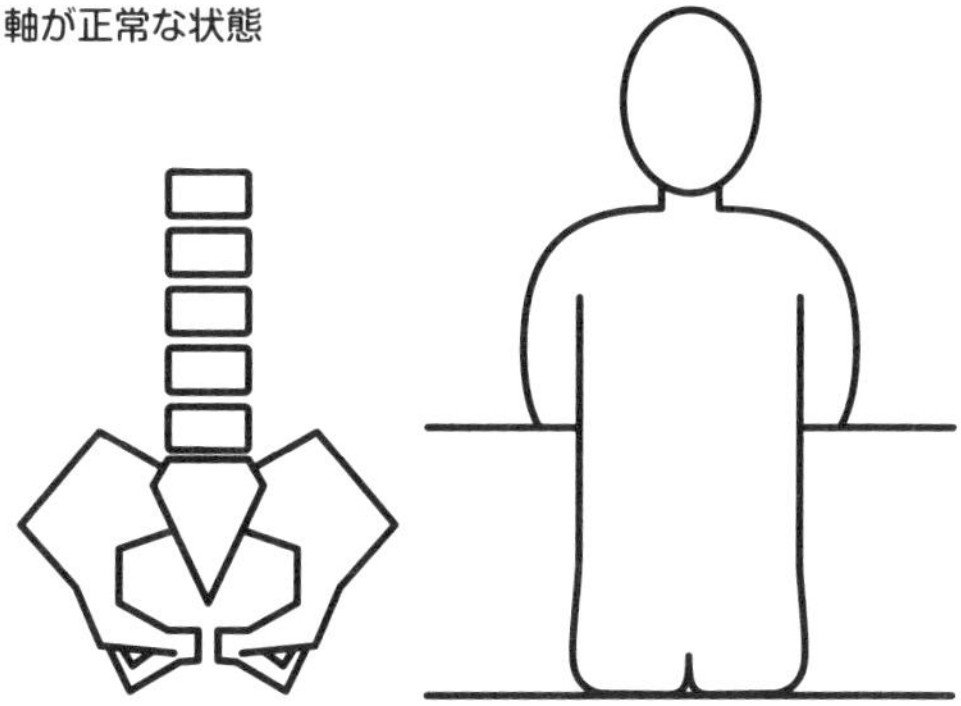

b. 可動性が正常

（歪みはあるが、動揺性はない。左右どちらへも動きがある）

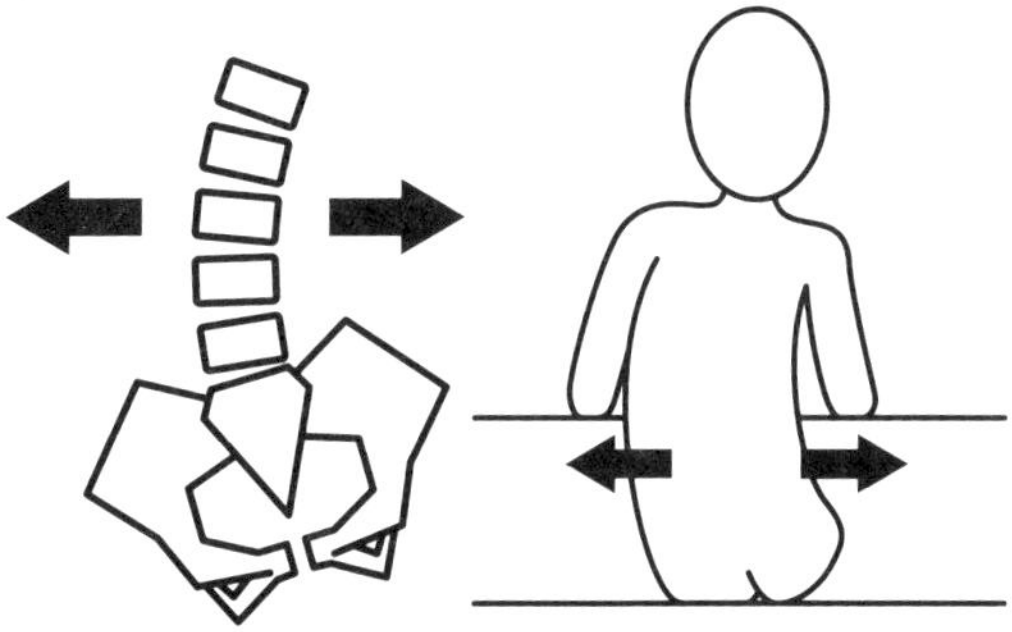

c. 可動性が異常

(歪みもあり、動揺性もある。左へ動揺している)

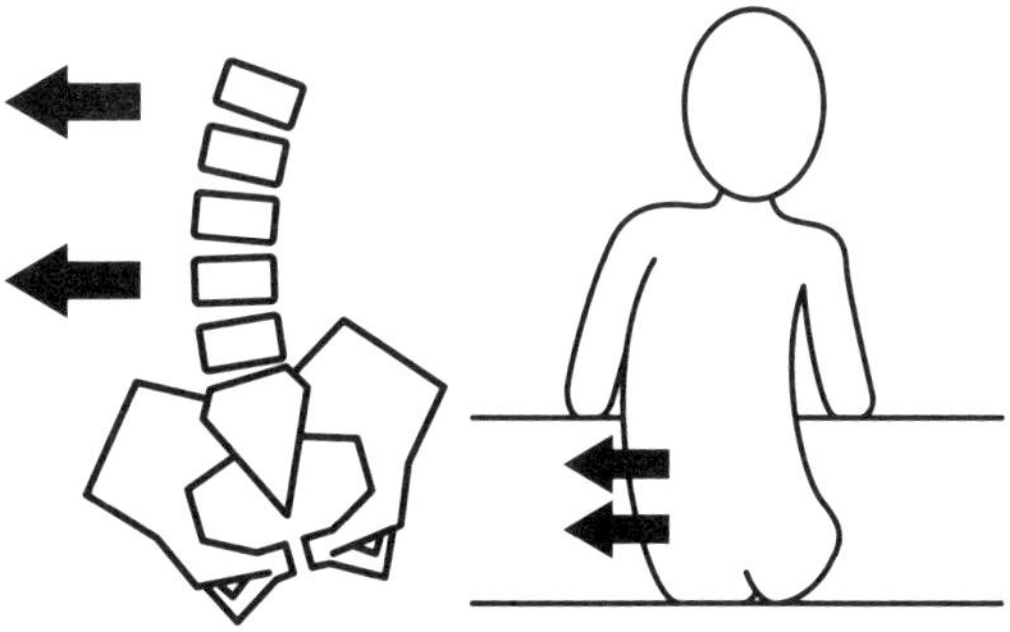

図 5-5　正常な可動性と動揺性

a．正常な可動性では、背骨の軸に変化はありません。左右に動きます。

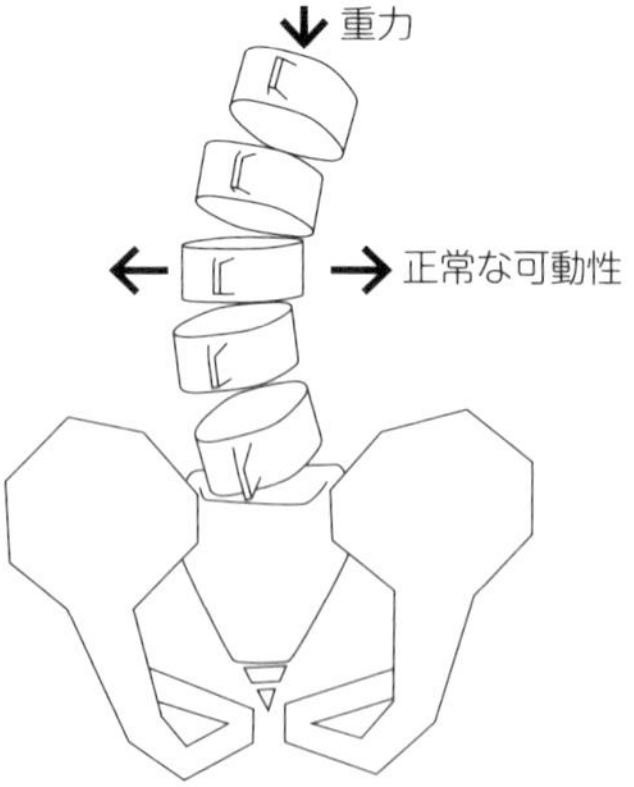

b．関節に動揺性があると背骨の軸が狂うために、関節や筋肉が正常に機能できず、神経圧迫等が起こる可能性もあります。そのため、筋肉は防御反応として図のようにその状態を固定させるように働き、そのため元に戻りにくくなります。これこそが動揺性が増した状態です。

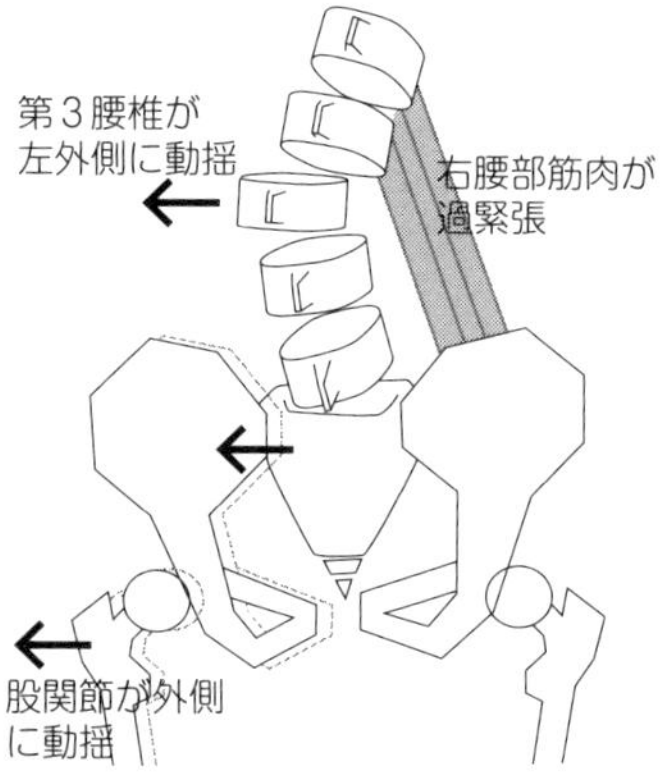

の軸の可動性に戻す必要があります。ここには、この腰椎が左に動揺した原因が潜んでいます。

その原因は患部以外の別のところにあることも多く、例えば、足裏アーチ（扁平足）、足関節、膝、股関節、骨盤等から起こっていることもありうるのです。そしてその軸の崩れはやがて、上部の背中や頚椎、顎関節等の関節や筋肉、身体全体の筋膜や硬膜のバランスへと影響を及ぼすことになります。

治療は患部での器質的な問題に対処（炎症を止めたり）し、その周辺で起こっている筋肉の癒着や、関節に適切な可動性を加え、一方向への動揺性を治していきます。

それは、カウンセリングで得られた情報や検査をもとに、様々な関節の連動した動き（バイオメカニズム）を考慮し、適切な処置を行っていくことにより可能になるのです。

筋・筋膜の癒着を取り除く最新技術「グラストンテクニック」

本書のテーマである筋肉の癒着を解決する画期的な療法が存在します。それは「グラストンテクニック」という技術です。

このグラストンテクニックとは、身体の形状に合わせてつくられた特殊な器具（インストゥルメント）を使用して行う療法で、プロスポーツ・アマチュアスポーツ選手、ダンサーや演奏者をはじめとする人々の、様々な筋肉の痛みや症状の改善に使われ、筋・筋膜の癒着にすばらしい効果を発揮します。

グラストンテクニックは、日本ではまだ一〇〇人ほど（二〇一二年一月時点）の施術者しか使用しておらず、一般的にはあまり知られていない療法ですが、国際的には、アスレチックトレーナー、カイロプラクター、ハンドセラピスト、作業療法士、理学療法士などの施術者一万人以上により、世界中に広まっている療法です。また、一六〇以上のプロ及びアマチュアスポーツ協会により利用されており、三八の著名カレッジ及び総合大学のカリキュラムに入っています。

グラストンテクニックでは、ステンレススチール器具を用い

図5-6 グラストン療法に使う器具

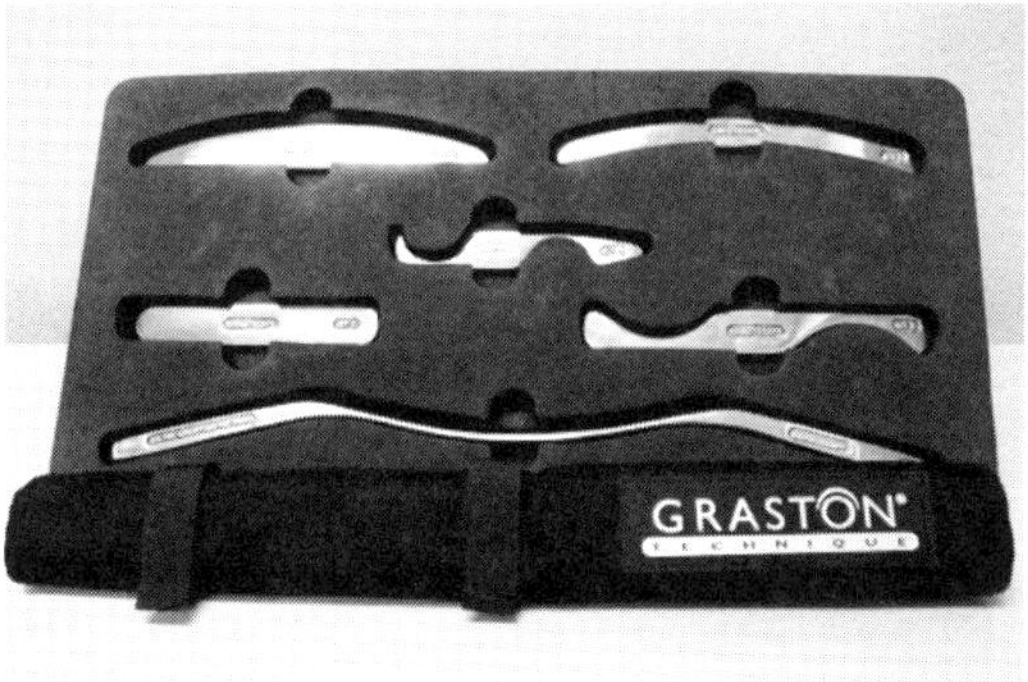

て、線維化したり退化・変性を起こしている軟部組織を感知特定して、効果的に回復・再生します。特に、傷ついた組織によって制限された筋・筋膜の可動性を取り戻す働きをするところが、筋・筋膜の癒着を取り除く上で大きなメリットです。

器具は、六つのステンレススティールインストゥルメント（図5-6）から構成されています。これは、凸彎型や凹彎型をしている身体の各部の起伏にぴったり沿う形状をなしています。そのため、施術者の手には最小限の力で最大限の効果が得られ、施術が容易になります。

グラストンテクニックの画期的な効果

傷ついた組織や癒着した筋肉は、通常の組織ではなくなっています。簡単に言えば、きれいに伸びたり、縮んだりできない状態と言ってもいいと思います。ストレッチしてもその部分は素直に伸びないのです。

図5-7はアキレス腱にグラストン療法を行っている様子です。

筋肉・筋膜に癒着があると関節腔が狭くなり、動きが制限されますが、グラストンテクニックの施術により、癒着が改善され、関節腔に空間ができ、治療前より伸びるようになります。

伸ばそうと思ってもその部位の組織が伸びないと、その間にある関節間、関節腔といった空間がなくなるために、足の甲部分に圧迫感が生じます。組織がぶつかり、痛みや違和感を感じるのです。その結果、今度は、アキレス腱を伸ばすのが辛くなり、無理に伸ばしたり、運動の最中に自然に伸ばされた時には、アキレス腱を痛める原因になるのです。

関節腔を守るためには、グラストンテクニックにより癒着を取り除き、軟部組織（筋・筋膜・腱・靭帯）の動きを回復したり、再生させたり、組織をつくり出す線維芽細胞を活性化させる必要があります。

図 5-7 a. アキレス腱にグラストン療法を行っている様子

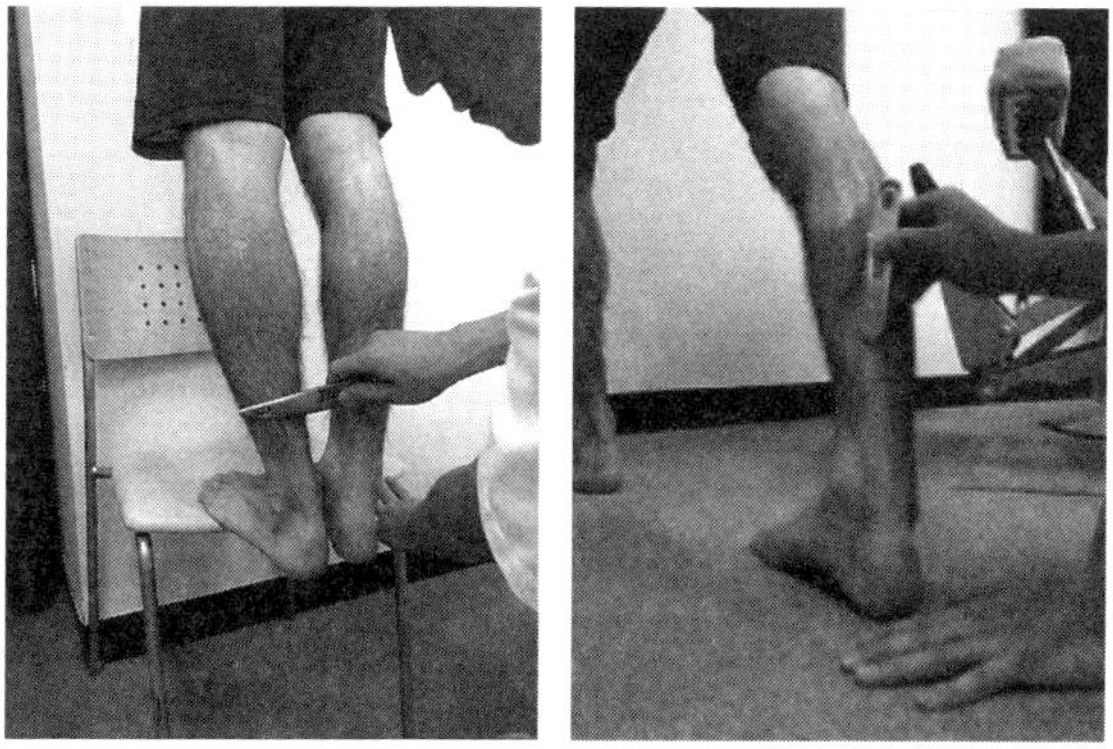

b. 施術後の変化

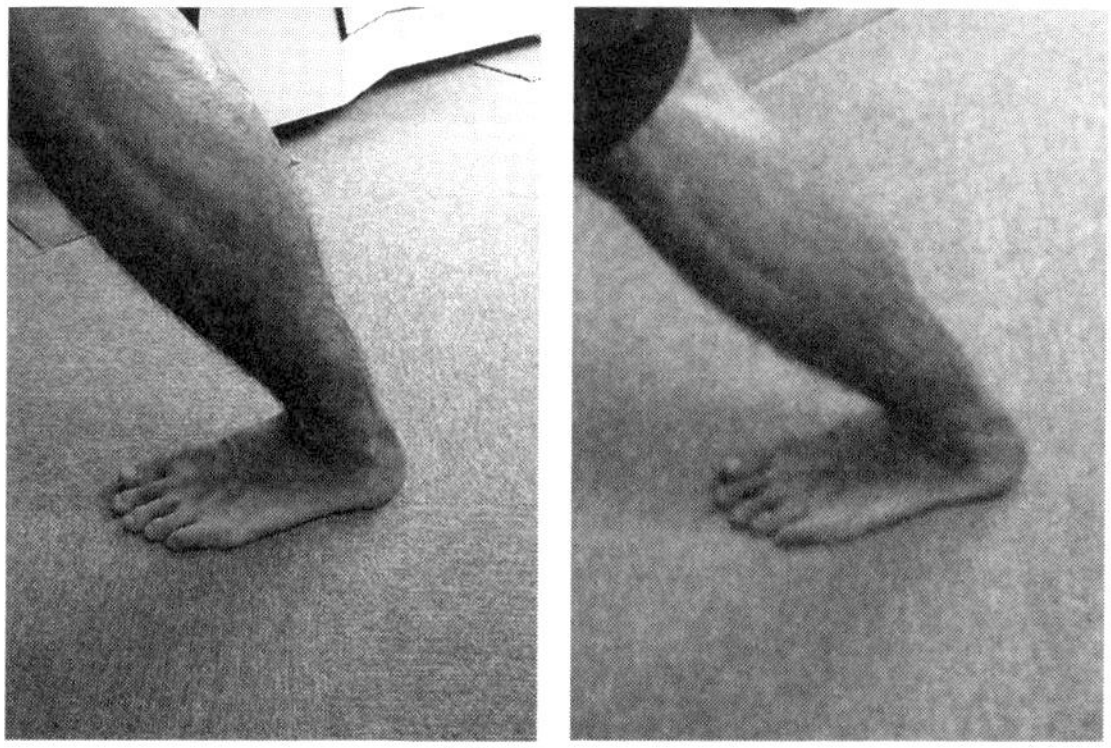

施術前　　施術後

＊上記の写真により、施術後には足首の角度が鋭角になっていて、アキレス腱が伸びるようになったのがわかると思います。138ページのイラストがそのメカニズムです。①が筋肉・筋膜の癒着であり、②はその時に関節腔がないことを示しています。③は癒着が取り除かれ伸びるようになり、④は関節腔には空間ができたことを示しています。

図 5-8 a. 治療前

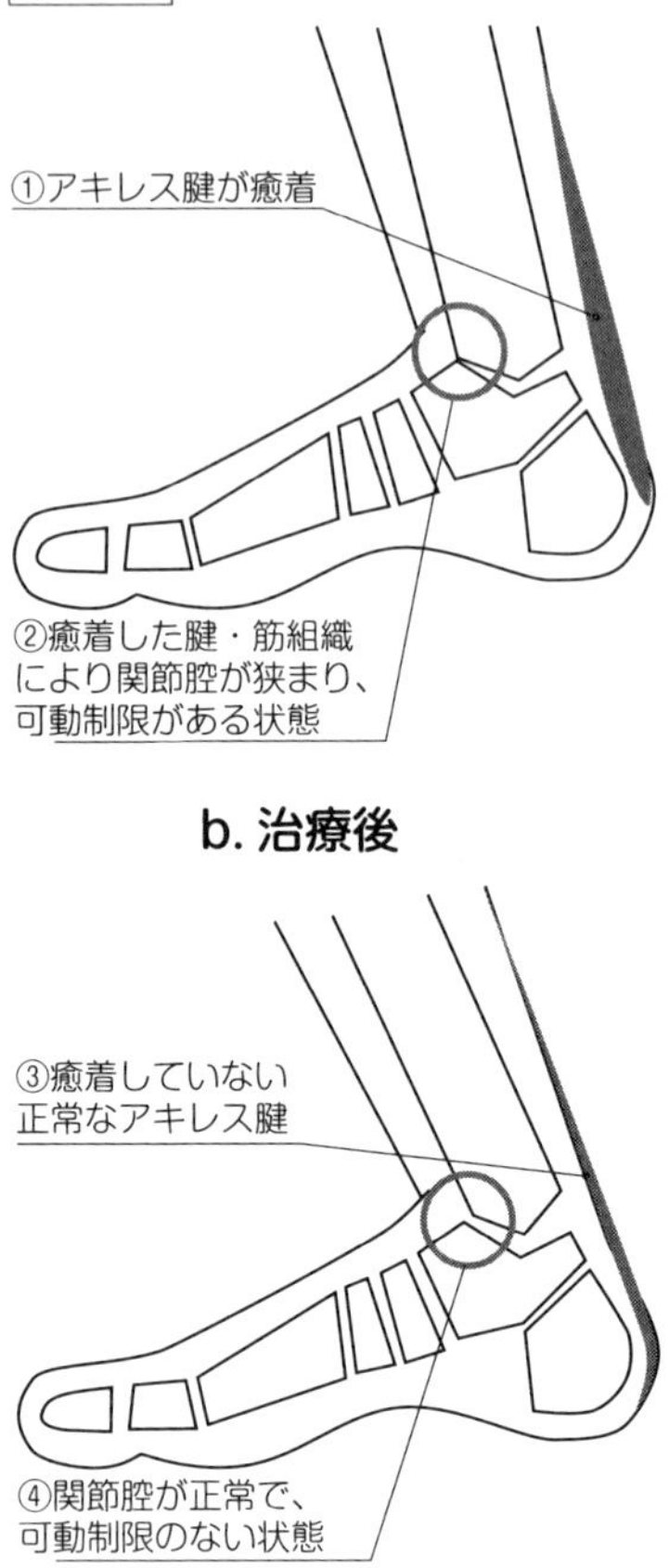

この技術によってそのアキレス腱は徐々に正常な弾力性と強度を取り戻し、関節の可動範囲が広がり、通常のストレッチが可能になります。

グラストンテクニックによって再生された軟部組織は痛みから解放され、怪我もしにくくなり、より高度な動作が可能になるのです。

グラストンテクニックが今後必要とされる理由

筋骨格系の障害の多くが、筋・筋膜の癒着と関節の可動性の低下から発生していると言っても過言ではありません。

臨床の現場でも、スポーツ選手の障害には、この筋・筋膜の癒着と関節の可動性の低下が必ずと言っていいほど存在していることがわかります。これらの障害は、使いすぎによる筋バランスの崩れが影響していることが多いのです。筋バランスとは、収縮している側と伸張している（伸ばして使う）側のバランスです。この筋バランスを整える上で、グラストンテクニックは必要不可欠です。

そこで、肩関節を例にとって、グラストンテクニックの必要性を説明します。肩関節の動きが重要であるスポーツは野球、ゴルフ、テニスなど数多くあります。

図5・9は、肩を内旋させる動きを示しています。

肩をスムーズに大きく動かすには、肩甲骨と上腕骨の関節の間にある関節腔にある程度の遊びが必要です（ゆるすぎるのも問題ですが）。

a、bは、肩の関節を天井から見たところです。

aは、外旋筋群がスムーズに伸び縮みができる状態であるため、関節腔にも余裕があり、肩が正常な内旋の動きができる状態です。

bは、外旋筋群に癒着があるために正常な内旋の動きができない状態。この癒着により、早い段階で可動制限が起きてしまい、内旋させようとしてもうまく起動せず、逆に関節腔を狭めてしまうのです。これが痛みや障害の原因になります。

グラストンテクニックでは、これらの外旋させる筋群の癒着を取り除き、また内旋させる筋群の活性化も図ることができます。その結果、正常な筋の働き（伸び縮み運動）を取り戻すことが可能になるのです。先述した「収縮している側と伸張している側の筋のバランス」を整えることができるわけです。

　この肩関節の動きは、日常のパソコン操作で起こる現象と同様です。現在、これらの障害で来院する方が増え続け、症状は年々悪化しています。

　まだまだ研究の段階ではありますが、不定愁訴の代表である「腰痛」もこの癒着が関与している可能性が高い疾患と私は考えています。今までに数十人の腰痛の患者さんにこのグラストンテクニックを使用しましたが、明らかに関節腔に余裕ができ、関節の可動域が広がり症状も改善しています。腰は重力の影響を受け、関節や椎間板が圧迫されて起こる障害が多いので、癒着を取り除くことによる効果は計

図 5-9　肩を内旋させる様子

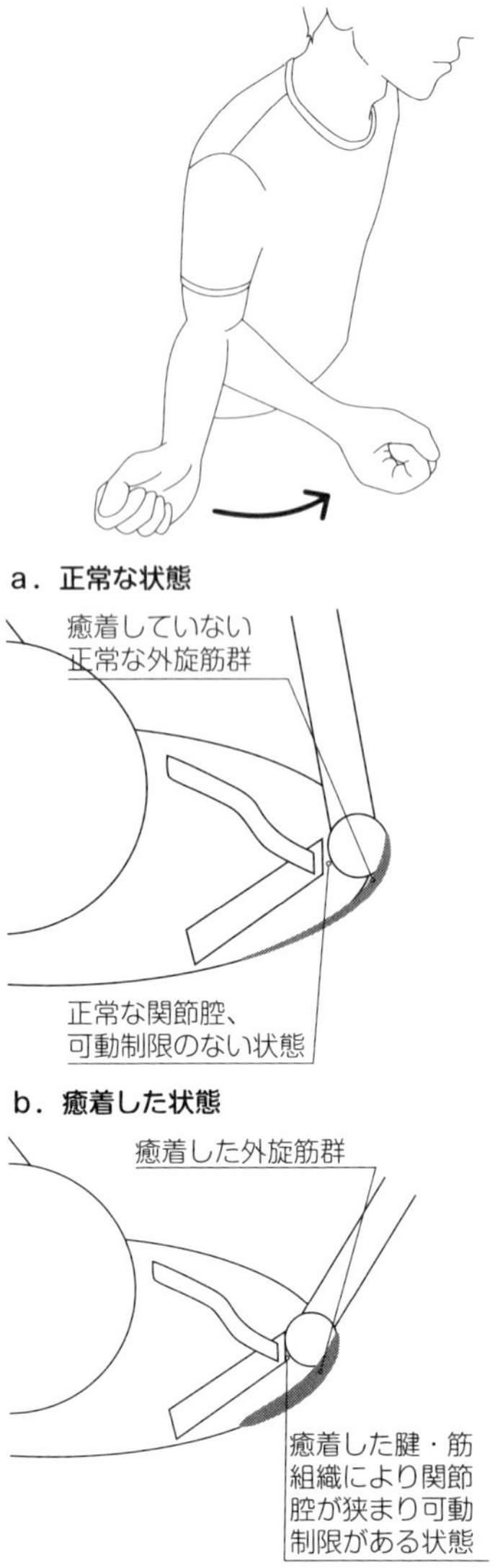

り知れないのです。

パソコンやスマホ、そしてアイパッドの急速な普及につれ、グラストンテクニックは今後、ますます必要とされる予感がします。

グラストン療法を行った臨床報告

●スマートフォンによる首こり・肩こり（四三歳、女性）

一ヶ月前より、頭痛と首や肩の凝りが強くなる。また最近は、寝ていて夜中に目が覚めてしまうことも度々ある。起床時には、首から肩にかけて凝りを感じている。特に思い当たることはないが、寝不足のため、身体を動かす気分になれず運動不足になっている気がする。

〈治療〉

初回、左肩の緊張が強く中等度の深部圧痛が存在していることがわかる。整形外科的テストでは特に問題はないが、頚椎の可動域が狭くなっている。左回旋、左側屈で左頚部に痛みが存在する。また、肩甲上腕関節の動きに左右差があり、痛みはないが左上の前方挙上、外転で可動域減少を見る（左腕を前と横に挙げる時の動きが制限される）。

施術で左肩を挙げる筋群の緊張を取り除き、頚椎の可動範囲を広げることから始め、肩甲上腕関節に対してアプローチしていく。特に肩甲骨と上腕骨を連結している筋群の癒着が激しかったので、グラストン療法により筋癒着をはがしていく。三回の治療で症状は改善する。

また、症状が改善することにより気分的にも楽になり、身体を動かす気分になったので運動不足も解消されたのも影響したためか、夜中に目を覚ますこともなくなる。
ただし、慢性的に症状を繰り返しているため、根本的な全身のケアを定期的に継続していく。
「最近、スマートフォンをよく使っていないですか?」と質問してみると、「そう言えば、ここ一ヶ月ばかりPCを立ち上げるのが面倒になり、寝しなにソファーに座り、一時間ぐらいスマホを使ってから寝ることが多い」との回答。

スマートフォンを使うと知らず知らず首が前傾し、ストレートネックが増強され、肩が上がってくる。また、スマホを持つ左腕（左利きの人は反対かもしれません）から肩にかけて自然に力が入り、肩甲上腕関節の筋群の癒着を招く。

今回のケースのように頭痛や首・肩の凝りが強くなると、身体を動かす気力を消失させます。その結果、運動不足になり、動かないことによりさらなる筋・筋膜の癒着を招き、ひいては、自律神経系統やホルモン系にも影響し、不眠や疲労の原因にもなるのです。

●ストレートネックと肩関節の可動域制限（四八歳、女性）

一ヶ月前から徐々に右腕に力が入らなくなる。前の週、整形外科の診察を受け、レントゲン検査結果からストレートネックであり、C4~5（第四~五頚椎）間、C5~6（第五~六頚椎）間が狭くなって神経を圧迫していると診断され、痛み止めと筋弛緩剤を処方してもらう。薬を服用するが、症状に変化はない。ここ最近は事務職としての仕事が忙しく、一日一〇時間パソコンを使用することもあった。

〈治療〉

初回、全体の姿勢は、重心が後方にあり、頚椎から頭部にかけては前傾である。頚椎は、C4・C7（第四・七頚椎）にかけて動きがなくストレートネックである。関節可動域テストでは、後屈で制限があり、右肩にだるい痛みが出現する。筋力テストでは、C5、C6領域の筋力が低下。またC5神経領域での知覚鈍麻も見られる。

右肩関節の可動域を調べると、すべての可動域で制限が見られた。特に、外転では九〇度までしか手を挙げることができない。姿勢検査を行うと、パソコン姿勢の影響が考えられた。三ヶ月前よりノートパソコンを使用しており、その際、肘を机に置き、パソコンの前に書類を置いて腕を伸ばしてマウスやキーボードを操作していた。

その結果、肩に力が入った状態でマウスやキーボードを操作していたため、右上部僧帽筋や頚部筋群を過剰に緊張させ、頚椎椎間関節への負荷が増大。また、胸椎の後彎が強かったことから下部頚椎への負担がさらに増したと予想された。

治療方針として、癒着した上部僧帽筋・肩甲挙筋・頚部筋群に対してグラストン療法を行い、肩甲骨周囲筋の癒着も取り除く。ストレートネックと胸椎後彎へのアプローチを行い、頚椎と胸椎の後屈時に連鎖して運動できるよう、整える施術を行う。

三回の施術で、日常の痛みはなくなる。五回目の施術後には、仕事後の違和感や痛みもなくなる。

このケースは、肩に力を入れた状態が慢性化したために癒着が進行したものと考えられます。特に、肩関節の痛みで腕を挙げられない場合には、肩甲骨の裏にある肩甲下筋の癒着が存在することが多く、その場合の肩甲下筋へのグラストン療法が非常に効果的です。

また、このようなケースでは、グラストン療法後の姿勢コンサルティングも重要です。同じようなパソコン姿勢では、同じ症状を再発する可能性が高いからです。

エピローグ　私たちにできること

ＰＣ等の電子端末による様々な障害を抱えた方が日々、当院を訪ねてこられます。この患者さんたちは、いろいろな病院へ行ったり、様々な治療を試したりしながら過ごしています。

これらの症状は生化学検査（血液や尿）やレントゲン・ＭＲＩ等の画像には現れにくく、原因を特定しがたい疾患です。

多くの病気には必ず原因があります。その原因を早期に解決できれば、すばらしい機能を持った私たちの身体はすみやかに改善され、痛みが取り除かれるはずです。その原因を知るためには、患者さんの心の声に耳をすませ、身体にどんな状況下でどんなことが起こったかを探ることがもっとも重要になってきます。

原因がわからずに痛みで苦しんでいる方の身体を見ると、どの筋肉をよく使い、どの筋肉が弱まり、どの関節に機能障害が起きているのかがわかります。その原因に適切に対処できれば、必ず元の自然な状態に戻るのです。

私たちはその初めの一歩である「原因を知ること」に多くの時間を費やします。そして、様々な検査から分析に至るまでが、もっとも大切であると考えています。

また療法に関しては、原因のメカニズムについての説明を十分行い、「身体の各関節軸の崩れ」を調整する〝関節軸調整法〟を実施しています。この療法によって、筋肉の癒着を取り除き、関節の動揺性を治し、重力下で生活する私たちの身体を痛みから開放して、自然な状態で無理のないものにすることができます。

〝軸の崩れ〟を調節するというと、筋骨格系へのアプローチを想像する方が多いと思いますが、実はこの「軸が崩れた状態」というのは、「身体の機能が正常に働かなくなる状態」と一致するのです。その「身体が正常に働かない状態」では神経が圧迫されたり、血流が悪くなったり、ホルモンバランスが狂ったりすることもあります。その結果、内臓に機能的な障害を及ぼすことも考えられます。

すなわち、私たちが最終的に目指すのは、病状を治すことではなく「正常な機能を持ち合わせた身体」に戻すことなのです。その中で「身体の軸」「拮抗した筋肉のバランス」はとても重要です。

しかし、もちろんカイロプラクティック治療がすべての症状に対応できるとは思っていません。カイロプラクティック治療の限界を知りながら、その症状・患者さんに合わせた適切な治療を選択したり、専門医と連携するなど、最善の治療を示すべきだと考えています。

私たちは日々研鑽し、治療技術の向上、予防法など、健康を維持する上での有益な情報をお伝えし、長年の痛みや苦しみをお持ちの方の少しでもお役に立てればと考えております。

今回の出版にあたり、約半年間、筆を執ってきましたが（実際はＰＣですが）、その間も、本書の症状に当てはまる多くの方々の治療に当たりました。そこで感じるのは、症状が日々変わってきているということです。半年前と今とでは明らかに違う症状の方が見えるようになっています。冒頭に、様々な障害を初めて「マウス症候群」と名づけた経緯を紹介しましたが、この症状が明らかに進化（悪化というべきかもしれません）しているのです。

各章で〝身体の歪み〟を取り上げましたが、皆さんは骨が歪んでいるなら骨格を整えれば治るというようなイメージをお持ちの方が多いと思います。しかし実際に私たちが行っている施術では、これからの対策の章でも記したように癒着を取り除くこと、すなわち関節に付着している筋肉群へのアプローチが重要なのです。

簡単に言ってしまえば、歪みは固まった筋肉と弱くなった筋肉によるマクロ的な身体の歪みであり、ミクロ的には各関節の動揺と言っても過言ではありません。ただ、この状態を治していくにはその人の状態を把握した上で、優先順位を決めながら治療計画を立てていかなくてはなりません。

運動不足（筋力低下）だからと言って、いきなり運動を始めればいいというものではありません。「これからの対策」の章で述べたように、自分で改善法を実行するところには難しさがありますから、注意が必要です。

今後も、ＰＣやスマホ等の電子端末は生活の中に深く溶け込み、さらになくてはならないものへと進化していくでしょう。これらの障害は、文中にも記した通り、日頃から注意すれば予防できる問題であることも確かです。

私は、姿勢の大切さを、これから将来を担う子供たちにも伝えていかなくてはいけないと思っています。なぜなら、子供の頃の身体の使い方が歪み（固まった筋肉と弱くなった筋肉）をつくる下地になっているからです。

この書が「筋肉の癒着」の予防、そして姿勢の重要性に関心を持っていただけるきっかけになることを切に望みます。そして、これらの便利な電子機器を有効に使用しながら、痛みや辛さのない快適な生活を送るための手助けとなる一冊になれば、著者としてこの上ない喜びであります。

最後にこの書を作成するにあたり、原稿チェックと適切なアドバイスをして頂いた編集者、佐藤敏子さん、多忙な診察の合間にご協力頂いた「よしき皮膚科クリニック銀座」院長の吉木伸子先生、グラストンテクニックの最新情報やアドバイスを提供してくださった「International Chiropractic DC Associates」院長の川西陽三先生、仕事の合間に手際よく手伝ってくれたKIZUカイロプラクティックのスタッフ、資料イラストを担当してくれた佐藤圭太先生、西尾有貴先生、間山浩之先生、またマウス症候群アンケートに快く協力してくださったKIZUカイロプラクティックの患者さん、そして最後に、自宅での執筆作業をいつも気持ちよくできる環境をつくってくれた、妻、香里に心より感謝いたします。

二〇一二年三月

木津直昭

参考文献・ウエブサイト

上羽康夫著『手――その機能と解剖』金芳堂

Rene Cailliet 著、荻島秀男訳『手の痛みと機能障害』医歯薬出版

イブラハム・アダルバード・カパンディ著、荻島秀男訳『カパンディ　関節の生理学Ⅲ』医歯薬出版

フローレンス・P・ケンダル著、寺沢幸一訳『筋力テスト――筋の機能と検査――』日本肢体不自由児協会

Dimitrios Kostopoulos, Konstantine Rizopoulos 著、川喜田健司訳『トリガーポイントと筋筋膜療法マニュアル』医道の日本社

Craig Liebenson 他著、菊地臣一訳『脊椎のリハビリテーション臨床マニュアル』エンタプライズ

トーマス・W・マイヤース著、板場英行他訳『アナトミー・トレイン 第2版―徒手運動療法のための筋筋膜経線』医学書院

Keynote Chiropractic.com Website
http://keynotechiropractic.com/

グラストンテクニックジャパン
http://www.grastontechniquejapan.co.jp/
グラストンテクニックUSA
http://grastontechnique.com/

●施術についてのお問い合わせ

KIZUカイロプラクティック
院長：木津直昭
〒103-0027　東京都中央区日本橋3-8-6　第二中央ビル2F
TEL03-3272-1939
http://www.kizuchiro.com/

●グラストンテクニックについてのお問い合わせ

グラストンテクニックジャパン
代表：川西陽二，DC，CCSP，ICSSD
〒166-0003 東京都杉並区高円寺南1-7-4　杉木ビル403　ICDC内
TEL090-9948-1957
http://www.grastontechniquejapan.co.jp/

著者略歴

木津直昭（きづ・ただあき）

1962年東京都生まれ。KIZUカイロプラクティックグループ代表院長。日本カイロプラクティックカレッジ卒業。オーストラリア公立マードック大学健康科学部カイロプラクティック・スポーツサイエンス学科卒業。Bachelor of Health Science (Chiropractic) 学位取得。グラストンテクニック認定プロバイダー。

1983年日本カイロプラクティックセンター銀座勤務を経て、1985年より同院長を勤める。1992年東京・日本橋にて独立開業する。1989－1999年東洋カイロプラクティック協会理事長。2003年同じく日本橋に分院（ANNEX）を開設。2011年には3番目のクリニックを二子玉川に、そして2012年には、EDO鍼灸マッサージをANNEXに併設する。姿勢の大切さを伝えるために「姿勢シンポジウム」を定期的に開催する。

マウス症候群、スマホ症候群とストレートネック研究の第一人者として雑誌、新聞、テレビなどで啓蒙に努めている。

「KIZUカイロプラクティック」のHP：http://www.kizuchiro.com/

企画・編集：佐藤敏子
デザイン：宮城　秀
イラスト：生駒さちこ　オフィスエム

パソコン、スマホで筋肉が癒着する!
しつこいコリ・痛み・しびれの予防と対策

初版発行	2012年7月31日
著　　者	木津直昭
発 行 人	清水光昭
発　　行	株式会社グリーン·プレス 〒156-0044 東京都世田谷区赤堤4-36-19　UKビル TEL 03-5678-7177　FAX 03-5678-7178 http://greenpress1.com
印刷・製本	光写真印刷株式会社

2012　GreenPress, Inc. Printed in Japan
ISBN978-4-907804-23-7 © Tadaaki Kizu